# PTERYGOMAXILLARY IMPLANT
## CLINICAL EVIDENCE AND INNOVATION

# 翼上颌种植——循证与创新

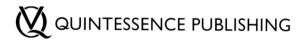

**QUINTESSENCE PUBLISHING**

Berlin | Chicago | Tokyo
Barcelona | London | Milan | Mexico City | Moscow | Paris | Prague | Seoul | Warsaw
*Beijing | Istanbul | Sao Paulo | Zagreb*

PTERYGOMAXILLARY IMPLANT

# 翼上颌种植

## ——循证与创新

CLINICAL EVIDENCE AND INNOVATION

主　编　史俊宇　赖红昌
副主编　晏　奇　刘小雷

北方联合出版传媒（集团）股份有限公司
辽宁科学技术出版社
沈阳

**图文编辑**

刘　菲　刘　娜　康　鹤　肖　艳　王静雅　纪凤薇　刘玉卿　张　浩　曹　勇

**图书在版编目（CIP）数据**

翼上颌种植：循证与创新 / 史俊宇, 赖红昌主编. —沈阳：
辽宁科学技术出版社, 2021.9
ISBN 978-7-5591-2142-4

Ⅰ. ①翼… Ⅱ. ①史… ②赖… Ⅲ. ①种植牙—口腔外科学
Ⅳ. ①R782.12

中国版本图书馆CIP数据核字（2021）第138111号

出版发行：辽宁科学技术出版社
　　　　　（地址：沈阳市和平区十一纬路25号　邮编：110003）
印　刷　者：上海利丰雅高印刷有限公司
经　销　者：各地新华书店
幅面尺寸：210mm×285mm
印　　张：20
插　　页：4
字　　数：400千字
出版时间：2021年9月第1版
印刷时间：2021年9月第1次印刷
策划编辑：陈　刚
责任编辑：殷　欣　金　烁　苏　阳
封面设计：周　洁
版式设计：周　洁
责任校对：李　霞

书　　号：ISBN 978-7-5591-2142-4
定　　价：798.00元

投稿热线：024-23280336
邮购热线：024-23280336
E-mail:cyclonechen@126.com
http://www.lnkj.com.cn

# PREFACE
## 前　言

随着我国社会经济的快速发展，人们对口腔健康的维护意识也随之提高，据不完全统计，2019年我国就有超过300万人接受了种植治疗，种植牙的社会需求正不断增大。

正是处于这样的时代背景下，我国口腔种植学科蓬勃发展，开展口腔种植治疗的临床医生人数不断增加，在种植领域开展的新技术和应用的新材料也在不断增加，可以说我国已经是一个"种植大国"。

口腔种植是一门充满生命力的学科，各种新技术、新材料的应用也对临床医生提出了终身学习的要求。虽然早在1972年就开始有临床医生应用翼上颌种植技术进行种植治疗，但是由于外科技术敏感性高等问题，翼上颌种植并没有获得广泛的临床应用。随着种植体表面处理的不断改良和数字化技术的临床推广，翼上颌种植逐渐又成为许多临床医生的常规治疗选项。然而，部分临床医生对翼上颌种植的相关知识尚没有充分地掌握，这也导致了翼上颌种植的相关并发症在临床中时有发现。

在本书中，我们不仅系统地梳理了翼上颌种植相关的科学文献证据，也测量了一些适用于中国患者的翼上颌解剖学特征，改良了数字化外科设计的流程，并对翼上颌种植修复的可预期性做了初步的验证，相信能给希望在临床开展翼上颌种植治疗的医生一些启迪。

为进一步提高本书质量，在此诚恳地希望各位读者和专家提出宝贵意见。

史俊宇　赖红昌

# EDITORS

## 主编简介

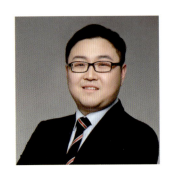

**史俊宇**

口腔医学博士，现就职于上海交通大学医学院附属第九人民医院口腔种植科，师从赖红昌教授。现任全国卫生产业企业管理协会数字化口腔产业分会学术秘书，国际骨再生协会中国区（NOG）执行委员，上海市口腔医学会美学专业委员会委员。

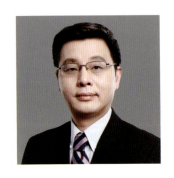

**赖红昌**

口腔医学博士，教授，博士生导师。现任上海交通大学医学院附属第九人民医院种植科主任，中华口腔医学会口腔种植专业委员会候任主任委员，中国医师协会种植工作委员会副主任委员。目前担任国际种植领域顶尖杂志《International Journal of Implantology》副主编，《Clinical Oral Implants Research》编委和中文版主编。

# EDITORS
## 编者名单

**主　编**　　史俊宇　　上海交通大学医学院附属第九人民医院口腔种植科
　　　　　　　赖红昌　　上海交通大学医学院附属第九人民医院口腔种植科

**副主编**　　晏　奇　　武汉大学口腔医院口腔种植科
　　　　　　　刘小雷　　上海慧丰牙科技术有限公司

**参　编**　　魏诗敏　　上海交通大学医学院附属第九人民医院口腔种植科
　　　　　　　张翌婕　　上海交通大学医学院附属第九人民医院口腔种植科
　　　　　　　张　艺　　上海交通大学医学院附属第九人民医院口腔种植科
　　　　　　　顾　问　　上海交通大学医学院附属第九人民医院口腔种植科
　　　　　　　黄卓砾　　上海交通大学医学院附属第九人民医院口腔种植科
　　　　　　　李志鹏　　中山大学附属口腔医院口腔种植科
　　　　　　　韶　波　　内蒙古自治区人民医院口腔种植中心
　　　　　　　李德利　　北京大学口腔医院第二门诊部
　　　　　　　王克涛　　山东大学齐鲁医院口腔颌面外科
　　　　　　　薛姗姗　　上海慧丰牙科技术有限公司
　　　　　　　顾迎新　　上海交通大学医学院附属第九人民医院口腔种植科
　　　　　　　乔士冲　　上海交通大学医学院附属第九人民医院口腔种植科
　　　　　　　莫嘉骥　　上海交通大学医学院附属第九人民医院口腔种植科
　　　　　　　张楚南　　上海交通大学医学院附属第九人民医院口腔种植科
　　　　　　　钱姝娇　　上海交通大学医学院附属第九人民医院口腔种植科
　　　　　　　朱　钰　　上海交通大学医学院附属第九人民医院口腔种植科
　　　　　　　张晓梦　　上海交通大学医学院附属第九人民医院口腔种植科
　　　　　　　李　元　　上海交通大学医学院附属第九人民医院口腔种植科

# CONTENTS
## 目 录

第 1 章

# Overview and Clinical Evidence

概述与临床证据

# OVERVIEW AND CLINICAL EVIDENCE

## 第 1 章　概述与临床证据

现代医学已经从过去的经验医学发展为循证医学，所谓的循证医学是指临床医生应当综合最优的临床证据、自身的临床技术和患者的主要需求，最终选择最优的临床治疗方案。因此，一项临床技术的推广离不开循证医学证据的支持，在本章中笔者将结合临床证据介绍翼上颌种植的发展历史和临床收益。

## 第 1 节　上颌后牙区的种植难题

自 20 世纪 60 年代 Brånemark 教授发现了钛种植体的骨结合现象以来，口腔种植技术经过 60 余年的蓬勃发展已经逐渐成为牙齿缺失患者的首选治疗方案。近年来，种植体微观和宏观设计不断改进、种植外科技术和理念不断更新，数字化技术也与临床融合更加紧密，口腔种植的适应证不断扩大，种植体在大量局部和全身系统条件不佳的病例中也获得了极佳的临床效果。然而不可否认的是，上颌后牙区的种植治疗仍然是众多临床医生必须面临的难题。

上颌后牙区牙齿缺失以后，常常由于上颌窦的存在而导致剩余骨高度不足，而这也限制了标准长度种植体的植入（图 1-1-1）。此外，上颌后牙区的牙槽骨常较为疏松（临床多表现为 III 类或 IV 类骨），通常种植体在该区域获得足够初期稳定性的难度会相应加大，而这会对种植体的成功骨结合造成一定的影响。在口腔种植发展的早期，光滑表面的种植体在上颌后牙区的留存率显著低于下颌后牙区，这一问题

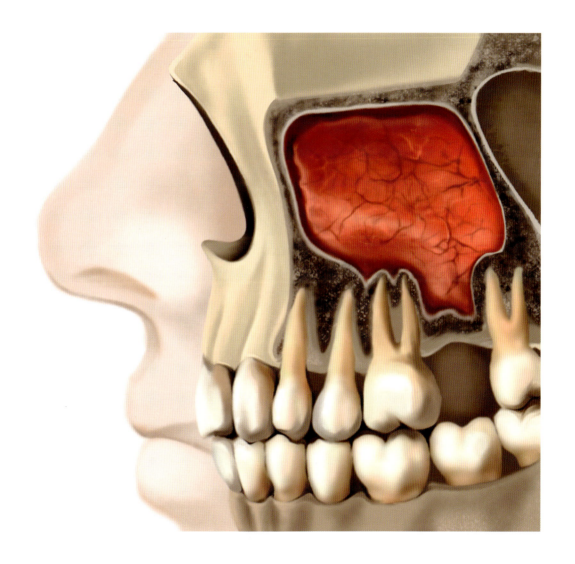

图 1-1-1 上颌后牙区骨高度不足的临床难题

在粗糙表面的种植体问世后有所改善。

目前，临床医生仍然需要进行额外的治疗才能在上颌后牙区获得与口腔其他区域相似的种植体临床成功率。现解决上颌后牙区骨高度不足的主要方法有：上颌窦底提升术、短种植体、悬臂修复、颧种植体和翼上颌种植体（图1-1-2）。

## 一、上颌窦底提升术

上颌窦底提升术是解决上颌后牙区骨高度不足的经典方法，其具有最充分的文献证据支持。大量文献证实上颌窦底提升术（包括侧壁开窗提升术和经牙槽嵴入路提升术）联合同期或延期种植体植入可以获得与在天然牙槽骨中植入牙种植体相似的临床成功率。然而，上颌窦底提升术仍存在外科创伤大、治疗周期长和治疗费用高等局限性。随着微创种植理念逐渐受到临床医生的重视和认可，寻找更微创、性价比更高且成功率相似的替代治疗方法成为亟待解决的临床问题。

## 二、短种植体

短种植体是近年来极为热门的替代方案，现在临床医生对短种植体的定义为骨内长度<8mm，它被认为是解决上颌后牙区骨高度不足的主要替代方案之一（图1-1-3）。然而，短种植体存在着一定的临床局限性：单独应用短种植体通常需要窦底剩余骨高度>4mm，若上颌后牙区严重萎缩至剩余骨高度<4mm时，则短种植体的应用将受到限制。即使结合经牙槽嵴入路的上颌窦底提升术也需要2～3mm的剩余骨高度，且此时常需要联合使用植骨材料，这会延长治疗的愈合期并增加治疗的费用。从临床效果的角度看，上颌后牙区短种植体的长期可预期性仍然受到一定的质疑。一项纳入了4591颗6mm短种植体的回顾性研究显示，下颌后牙区的种植体留存率显著高于上颌后牙区（100% vs 87%）。笔者团队进行的一项大样本随机临床对照试验显示，尽管在1年随访时6mm短种植体与上颌窦底提升术后植入8mm、10mm种植体的留存率相似，但是在3年随访时6mm组的留存率显著低于标准种植体组（92%，100%，100%；$P=0.02$）。对短种植体组进行Cox回归分析显示，宽直径的种植体是短种植体留存率的保护因素（HR: 0.59, $P=0.001$），这提示了在中度萎缩的上颌后牙区（6mm ≤ 剩余骨高度 <8mm）使用常规直径的短种植体的留存率低于上颌窦底提升术。

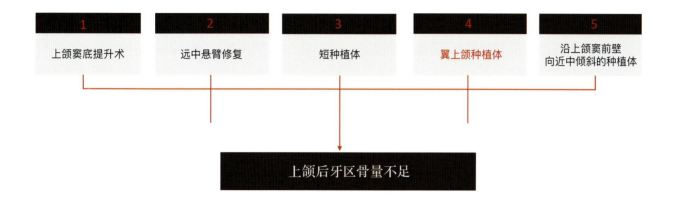

图 1-1-2　上颌后牙区骨量不足的解决方案

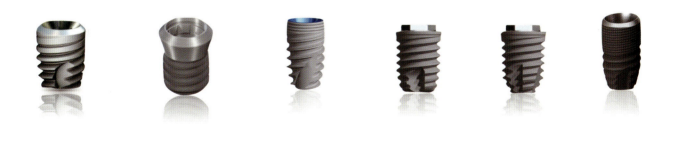

图 1-1-3　各种商品化短种植体

### 三、悬臂修复

文献显示，种植体支持的悬臂修复与种植体支持的单冠和固定桥修复成功率没有显著差异。然而，悬臂修复的临床应用需要考虑患者局部的咬合情况、修复空间和悬臂梁的长度等诸多因素，这些都导致了悬臂修复临床应用的局限性。最新的临床共识建议，在局部牙列缺失的悬臂修复中，悬臂梁长度不应长于 10mm，而在跨牙弓的全口固定桥的悬臂修复中，悬臂梁长度不应低于 20mm。从咬合的角度考虑，种植修复体带有悬臂时应确保悬臂区域呈延时接触（详见第 8 章），而这会导致修复体咀嚼效率的下降。

### 四、颧种植体

颧种植体是解决严重的上颌骨萎缩、上颌骨肿瘤切除术后需赝复治疗和先天性外胚层发育不全综合征等患者的可选治疗方案。然而，颧种植体的外科创伤较大、技术敏感性较高，且不适用于单牙或局部牙列缺损的病例，因此临床适应证较为局限。

## ▍第 2 节　翼上颌种植的提出与发展

除了前述的替代治疗方案之外，翼上颌种植体也是解决上颌后牙区骨高度不足的治疗方案之一。在开始讨论翼上颌种植的临床收益之前，我们先来讨论其他的治疗选项，笔者希望借此能够为读者描绘一幅完整地图，而翼上颌种植只是通往终点的道路之一。临床医生应该综合考虑病例的具体情况和最优的临床证据来做出最佳的临床决策，切忌根据个人经验与喜好制订治疗计划，循证医学的理念是笔者致力于透过本书所要系统性传递的治疗理念。

翼上颌种植是指利用上颌结节、腭骨的锥突和蝶骨的翼突 3 部分组成的骨性空间来容纳标准长度乃至更长的种植体的植入。翼上颌种植通常可将种植体近中倾斜植入以避开上颌窦的限制，种植体根尖延伸进入骨质较密（临床常为 I 类骨）的锥突或翼突以获得额外的皮质骨固位，也可以单纯停留在上颌结节内。因此，相比于上颌窦底提升术，翼上颌种植具有外科创伤小、治疗周期短（可进行即刻负载）和无须植骨等优点；相比于短种植体，翼上颌种植对剩余骨高度几乎没有要求，即使上颌窦底骨高度 <1mm 且发生双层皮质骨融

合，仍然不会影响翼上颌骨性空间对种植体的包绕；相比于悬臂修复，翼上颌种植能够提供额外的远端支持力，避免悬臂梁所需的延时接触，减少可能会发生的机械并发症，尤其是咀嚼力较强的年轻男性患者和有夜磨牙等口腔副功能的患者。

需要强调的是，现有的文献证据仍不支持将翼上颌种植技术作为解决上颌后牙区骨高度不足的首选治疗方案，它适用于不宜植骨、需要即刻负载、需要提供额外远端支持力的病例。

## ▍ 第 3 节　翼上颌种植的发展历史

### 一、名称的演变

植入翼突的种植体最早由 Linkow 于 1972 年提出，因该种植体根尖段可延伸到翼突故称其为 "pterygoid extension implant"，用于部分或完全无牙颌的上颌骨修复。Linkow 团队研究结果表明，这种延伸至翼突的种植体可以获得良好的修复效果，经过多年研究他们于 1980 年发表了对该新型种植技术的总结。1989 年 Tulasne 进一步丰富了将种植体植入翼突区的技术，并将 22mm 长穿过上颌

结节、腭骨锥突并最终植入翼突的种植体称为翼突种植体（pterygoids implants）。他认为，如此长度的种植体要固定于翼突内而避免损伤上颌窦后部结构和腭大管，则其植入方向应指向后上及中部且为了避免手术中损伤重要血管导致严重出血，他建议在全身麻醉下进行操作。而后续的临床医生多在局部麻醉下进行该手术。1992 年 Balshi 将从上颌结节入路植入的种植体称为 "tuberosity-osseointegrated implant"，并认为上颌结节区似乎也适合植入种植体。Balshi 等开展了临床研究，将共 51 颗种植体植入上颌结节、锥突或翼突内，随后随访观察 1 ～ 64 个月，期间 6 颗种植体在二期手术前失败，1 颗种植体在负载 3 个月后脱落，总成功率为 86.3%。而且他们将植入翼上颌区（包括上颌结节、腭骨锥突及蝶骨翼突）的种植体统一称为翼上颌种植体（pterygomaxillary implants）。然而，目前翼上颌种植体的定义并未达成一致，部分研究认为，植入翼突或翼板内的种植体才算作翼上颌种植体，反之有些研究认为植入上颌结节或腭骨锥突内的种植体也属于翼上颌种植体。翼上颌种植体名称演变发展历程详见图 1-3-1。

考虑到上颌结节、腭骨锥突和蝶骨翼突

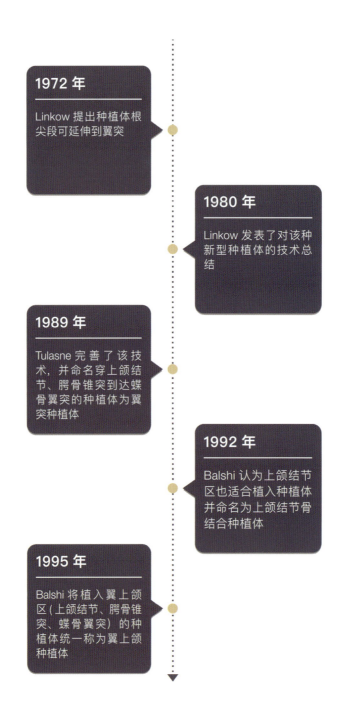

图 1-3-1　翼上颌种植体名称的演变发展历程

均属于翼上颌区的组成部分，所以我们推荐将植入上颌结节、腭骨锥突或蝶骨翼突的种植体纳入翼上颌种植体的范围。由于腭骨的锥突和蝶骨的翼突均为密质骨（Ⅰ类骨），因此当种植体根尖固定其中时可以获得额外的初期稳定性，与单纯固定于上颌结节（松质骨为主）的种植体有较大差异。因此在本书中笔者定义翼上颌种植分为以下 4 类：上颌结节种植、上颌结节 – 锥突种植、上颌结节 – 翼突种植和上颌结节 – 锥突 – 翼突种植，并将后 3 类简称为翼突种植。由此，我们将翼上颌种植体简化分类为上颌结节种植体（图 1-3-2）和翼突种植体（图 1-3-3）。

## 二、手术方式的探索

随着种植技术的发展以及对翼上颌区解剖结构特点（详见第 2 章）的进一步认识，越来越多的学者开始应用翼上颌种植技术，并在原有手术方式上有所革新。首先，在种植窝洞预备方面，建议使用骨挤压器以降低种植钻针所造成的周围组织损伤的可能，并相应提高局部骨密度。这将有利于种植体植入蝶骨翼突、上颌结节或腭骨锥突的初期稳定性，并降低种植体周围骨组织丢失的风险。其次是种植体三维位置的改变。种植体在翼上颌区能获得良好的初期稳定性和进一步的骨结合的情况下，其植入方向和角度均可根据患者个体情况而变化。最后是愈合时间和负载时机的改变，开始有更多的临床医生尝试运用翼上颌种植进行即刻负载。

### （一）骨挤压器的运用

1997 年 Fernández 等提出运用骨挤压器作为先锋替代钻针来保护种植体周围骨（减少骨量损伤并压实松质骨），仅最后一步使用长轴钻（long-shaft drills）在翼突或锥突内钻孔，最后植入种植体，其 10 年随访结果显示种植体留存率可达 94.7％。2009 年 Peñarrocha 等联合使用钻和骨挤压器备洞后，显示翼突种植体成功率可达 97.05%。此外，考虑到种植体植入角度的问题，为方便手术操作，建议使用带有角度的改良式骨挤压器，其由两部分组成：双折轴（double folds shafts）和尖（tips）。双折轴顾名思义具有两个转折，第一折相对于纵轴呈顺时针弯曲30°，第二折在第一折基础上再顺时针弯曲 10°；另外，其尖端可拆卸来匹配不同尺寸的头，以方便术者使用。

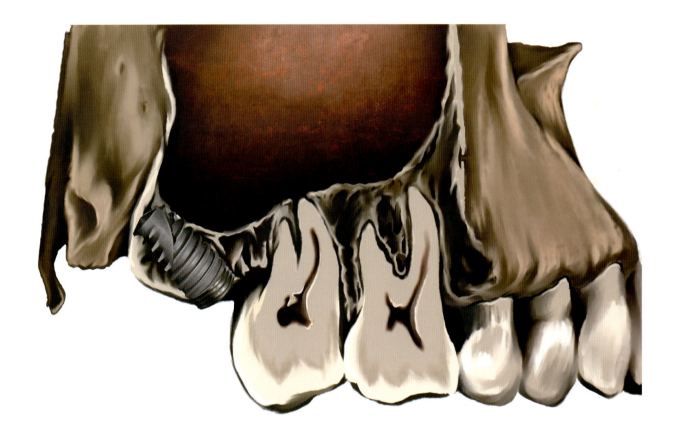

图 1-3-2　上颌结节种植体：种植体仅植入上颌结节区的松质骨中

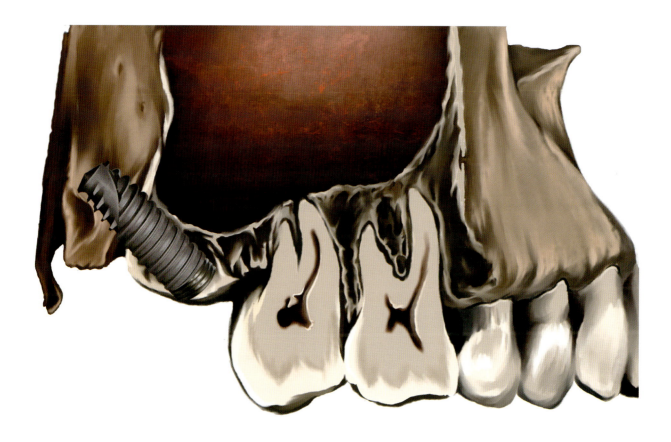

图 1-3-3 翼突种植体：种植体穿过上颌结节，根尖固定于腭骨锥突或蝶骨翼突的密质骨中

## （二）上颌结节种植体植入位置的改变

翼上颌区种植体植入的三维位置也发生了一定的改变，主要体现在调整翼上颌种植体植入角度以获得更佳的临床效果上。首先来看上颌结节种植体，最初 Krämer 等首次提出将 20 颗圆柱形种植体以几乎垂直于上颌牙槽嵴平面植入上颌结节。这种方式对患者的张口度、上颌结节剩余骨量和上颌窦气化程度均要求极高，这也解释了作者报道其中一颗种植体植入过程中造成上颌窦穿通。为了避开上颌窦并更好地模拟上颌后部天然牙的力传导方向，临床医生们逐渐开始增大上颌结节种植体的植入倾斜角度。Bahat 将种植体与上颌牙槽嵴平面成 70°～80° 的方向植入，以模拟上颌第三磨牙的倾斜角度。随后 Venturelli 提出的改良术式认为倾斜 45° 植入也是可行的。2010 年 Park 和 Cho 提出将种植体倾斜 55°～75° 植入上颌结节，以避开上颌窦使更长的种植体安全植入。但是值得注意的是，虽然增大植入倾斜角度可以减少上颌窦穿通的风险、增加种植体长度并使得种植体穿出位点更靠近近中，但过大的倾斜角度会引起相应的生物力学问题，因此笔者的建议是植入倾斜角度不要超过 45°。

## （三）翼突种植体植入位置的改变

翼突种植体的植入角度也发生了一定的改变。翼上颌后部区域更加复杂，存在翼上颌裂、翼腭窝、腭大管（内含腭大动脉、静脉、神经）、上颌动脉、腭降动脉及牙槽后动脉等，如果手术植入角度不对，则可能使种植体错位植入翼突窝。早期学者多使用与 Frankfort 平面成 45°～50° 的角度植入翼突种植体。随后，Rodríguez 等提出的改良术式则将种植体以与 Frankfort 平面成约 70° 的角度植入翼上颌区。然而，到目前为止翼突种植体的植入角度仍无共识，除了前面所述的角度，还有学者提出与 Frankfort 平面成 75°、60° 和 45° 者，而且这些种植体都显示出令人满意的效果。笔者总结了现有的文献，认为目前翼突种植体植入的近远中向倾斜角度与 Frankfort 平面成 45°～75° 都可以获得良好的临床效果。植入角度应当针对具体案例进行分析设计。而为了避免损伤腭降动脉，从冠状面看种植体的颊腭向倾斜角度应小于 15°。

## （四）即刻负载的应用

翼上颌种植体联合其他种类的种植体进行无牙颌修复也已经显示出优异的效果。许多临床医生开始探索应用翼上颌种植体进行早期或即刻负载。2003 年 Balshi 团队报道了第一例翼上颌种植体联合其他种植体的全口即刻负载病例。研究表明，采用即刻负载的临时修复体可在所有植入种植体之间发挥夹板效应，能有效分配功能负载，抵消侧向力的作用而有利于种植体保持稳定。随后 Balshi 团队使用粗糙表面的种植体联合数字化技术试图提高种植体的初期稳定性，更好地达到即刻负载的要求。就目前修复效果和种植体的成功率来看，翼上颌种植体联合其他种植体进行即刻负载是一种适合骨量不足无牙颌患者的修复方式（图 1-3-4）。

## 三、翼上颌种植体的发展趋势

不仅是翼上颌种植的手术方式不断改进，相应的种植体系统也在逐步改良，笔者认为种植体并不一定需要延伸到翼突，仅固定于上颌结节的种植体也获得了很好的临床效果，因此我们应当根据临床需求选择合适的种植体。

### （一）种植体长度变化

研究显示，在不同人种中上颌结节 - 锥突 - 翼突的骨性空间平均长度为 18 ～ 22mm，这也解释了为什么早期临床医生使用翼上颌种植体多数在 15 ～ 20mm 之间。考虑到早期选用

的种植体多为光滑表面种植体（Brånemark 系统），增加种植体长度的确可以提高种植体与骨的接触面积，从而获得更理想的种植体累积留存率。据文献报道，光滑表面种植体成功率多在 90% 以下。然而，现在主流的种植体都采用微粗糙表面，文献证实其在骨质较为疏松的上颌后牙区的种植体留存率显著高于传统的光滑表面种植体，即使应用短种植体（≤ 8mm）的病例也能获得与常规种植体相似的临床成功率。文献也显示在使用粗糙表面的种植体（如 TiUnite surface）后，翼上颌种植的临床成功率显著高于光滑表面种植体。从另一方面看，更长的种植体意味着临床需要更深制备种植体窝洞，随之会带来损伤重要解剖结构和局部骨灼伤等手术风险的增高。

### （二）种植体形态及螺纹设计变化

此外，传统的种植体（如 Brånemark 系统）多采用圆柱形体部和方形螺纹设计，能够确保植入过程较为温和，避免对周围骨组织产生过多剪切力而引起不必要的骨吸收，但是在翼上颌区骨质较松的情况下，很难获得足够的初期稳定性。因此，过去通常需要进行翼突种植以利用腭骨锥突和蝶骨翼突处的密质骨来辅助固位。但是随着种植体设计的不断改进，采用大

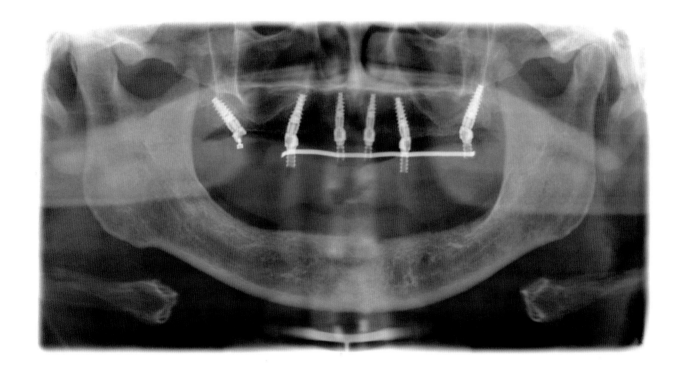

图 1-3-4　上半口固定种植修复病例。左侧翼上颌区与 Frankfort 平面成 70° 角植入翼突种植体（长度 15mm），获得良好初期稳定性（>35Ncm），该位点参与跨牙弓的即刻负载；右侧翼上颌区与 Frankfort 平面成 55° 角植入上颌结节种植体（长度 13mm），植入扭矩为 20Ncm，未参与即刻负载

锥度的圆锥形体部和根尖深 V 形螺纹设计的种植体逐渐被应用于临床骨质较松的病例，结合骨挤压技术和差级备洞技术，能在 III 类和 IV 类骨中获得良好的初期稳定性并确保长期的种植体功能负载。

因此，笔者认为适合翼上颌区的种植体已经从单纯选择足够长的种植体（以确保骨 – 种植体接触面积和初期稳定性）而向具有适宜宏观和微观设计的种植体（如微粗糙表面、圆锥形体部和根尖 V 形螺纹等）转变。

## ▌第 4 节　翼上颌种植的临床疗效

### 一、种植体留存率

正如前文所述，我们可以根据种植体根尖是否有密质骨固位而将翼上颌种植分为上颌结节种植和翼突种植两大类。

Araujo 等在 2019 年发表了关于翼突种植体留存率的文献综述，共纳入了 6 篇文献、634 位患者共计 1893 颗种植体。所有纳入的 6 篇文献均为回顾性病例系列，因此存在较大的偏倚。从总体数据看，在 12 ～ 132 个月的随访中，平均种植体留存率为 94.87%（图 1-4-1）；种植体长度为 13 ～ 20mm；其中

5 篇文献报道种植体愈合期为 4 ～ 6 个月，另一篇文献未报道愈合时间。

具体来看，翼突种植体留存率的数据存在较大差异，种植体失败率为 2.9% ～ 10.9%。失败率最高的文献是 Graves 等所报道，文中使用了光滑表面种植体，而使用了粗糙表面的种植体留存率均在 95% 左右。几乎所有的种植体失败均为负载前的早期失败。尽管文献数据表明翼突种植体的临床留存率较高，但需要注意的是，该篇系统综述纳入的文献证据等级较低，随访时间较短（仅有 1 篇文献随访时间超过 5 年），在大规模开展临床应用之前，仍需更高等级的临床研究证实目前文献的结果。

上颌结节种植也有部分文献报道。Venturelli 前瞻性地报道了使用光滑表面种植体进行上颌结节种植，在 3 年的随访后，29 位患者的 42 颗上颌结节种植体发生了 1 例早期失败，因此 3 年种植体留存率为 97.6%。Ridell 等回顾性地报道了使用 Brånemark 系统光滑表面种植体进行上颌结节种植的长期临床效果，在平均长达 8 年（1 ～ 12 年）的随访后，22 颗上颌结节种植体均未发生种植体失败。其余的文献报道上颌结节种植体的留存率为 93% ～ 100%（随访时间 1.7 ～ 21.4 年）。

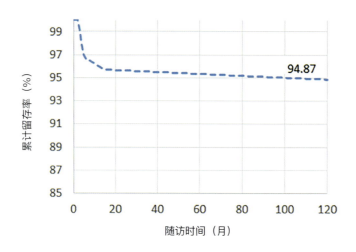

图 1-4-1　翼突种植体累计留存率

综上所述，现有临床证据显示无论是翼突种植体还是上颌结节种植体均可以获得令人满意的种植体留存率，且没有临床证据显示翼突种植体与上颌结节种植体的留存率存在显著差异。需要强调的是，目前报道的翼上颌种植体的临床研究多为证据级别较低的回顾性研究，鲜有高质量的前瞻性队列研究或随机临床对照试验，因此对翼上颌种植体相关的临床证据的

解读仍需保持谨慎。

## 二、边缘骨吸收

现有文献对于翼上颌种植体的边缘骨吸收报道较少，可能是由于翼上颌种植体穿出位点较为靠后，拍摄标准化的根尖片较为困难。在最新的文献综述中，仅有 2 篇文献报道了翼突种植体的边缘骨吸收分别为 0.71mm（1 年随

访）和 1.21mm（3 年随访）。对于上颌结节种植体，其平均边缘骨吸收为 1.6mm（0～4.3mm）。

综上所述，现有文献证据显示翼上颌种植体的边缘骨吸收与常规种植体基本相似，可以维持翼上颌种植体的长期功能负载。

### 三、倾斜种植体的临床疗效

除了翼上颌种植体外，临床中倾斜种植体也多用于无牙颌种植固定修复的病例，通过倾斜植入种植体以避开重要的解剖结构，并达到缩短远中悬臂梁的目的。近年来倾斜种植体的临床应用日趋广泛，相关的文献报道也较多，笔者希望通过对倾斜种植体临床疗效的文献回顾提供额外的临床信息以弥补翼上颌种植相关文献证据的不足。

虽然倾斜种植体在无牙颌种植固定修复的临床应用已经较为广泛，但是由于缺乏高级别的临床证据，部分学者仍对倾斜种植体的长期并发症存在隐忧。2018 年举办的第 5 届 EAO 共识专门就倾斜种植体与垂直种植体的临床疗效进行了系统综述。综述共纳入了 17 篇至少 3 年随访的原始研究（8 篇前瞻性、9 篇回顾性），1849 位患者共计 7568 颗种植体。Meta 分析显示倾斜种植体的留存率与

垂直种植体无显著差异（8 篇研究，4436 颗种植体，RR = 0.95; 95% CI = 0.70～1.28; $P = 0.74$）；且两者的边缘骨吸收同样也没有显著差异（16 篇研究，5293 颗种植体，MD=0.03 mm; 95% CI: －0.03～0.10mm; $P=0.32$）。该综述表明，在短期随访（3 年）内，倾斜种植体和垂直种植体的临床疗效没有显著差异。这也从另一个角度印证了翼上颌种植临床应用的可行性。

## 第 5 节 总结

翼上颌种植技术自 1972 年问世以来已经有了近 50 年的历史，随着种植外科理念和种植体设计的不断发展，翼上颌种植技术逐渐成为一项可预期的种植治疗方案，并逐渐被广大临床医生应用于临床治疗，以造福广大患者。翼上颌种植技术的根本目的是为了解决上颌后牙区骨量不足的难题，利用上颌结节、腭骨的锥突和蝶骨的翼突 3 部分组成的骨性空间来容纳种植体以行使咀嚼功能，可以避免传统的上颌窦提升和植骨手术。翼上颌种植体可以简单分为上颌结节种植体和翼突种植体，根据不同临床需求可以合理选择种植体延伸

的范围。微创骨挤压技术的运用、个性化的种植体三维位置设计和合适种植系统的选择是获得翼上颌种植手术成功的关键。

## 参考文献

[1] Linkow LI. The pterygoid extension implant[J]. Journal - Mississippi Dental Association, 1972, 28(4): 10-19.

[2] Linkow LI. The pterygoid extension implant for the totally and partially edentulous maxillae[J]. International journal of orthodontics, 1974, 12(3): 9-19.

[3] Linkow LI, Mahler MS. 3-year report on pterygoid-extension-implants for totally and partially edentulous upper jaws[J]. Orale Implantologie, 1975, 2(3): 19-29.

[4] Linkow LI. Further development of the implant pterygoid-extension for the totally and partially edentulous upper jaw[J]. Orale Implantologie, 1976, 3(4): 125-146.

[5] Linkow LI, Mahler MS. Three year progress report on the pterygoid extension implant for the totally and partially, edentulous maxillae[J]. Quintessence international, dental digest, 1976, 7(1): 9-17.

[6] Linkow LI, Mahler MS. Implants for fixed and removable prostheses[J]. Dental clinics of North America, 1977, 21(2): 443-458.

[7] Linkow LI. Maxillary pterygoid extension implants: the state of the art[J]. Dental clinics of North America, 1980, 24(3): 535-551.

[8] Tulasne JF. Osseointegrated fixtures in the pterygoid region. The Brånemark Osseointegrated Implant[M]. Chicago: Quintessence, 1992: 182–188.

[9] Balshi TJ. Single, tuberosity-osseointegrated implant support for a tissue-integrated prosthesis[J]. The International journal of periodontics & restorative dentistry, 1992, 12(5): 345-357.

[10] Balshi TJ, Lee HY, Hernandez RE. The use of pterygomaxillary implants in the partially edentulous patient: a preliminary report[J]. The International journal of oral & maxillofacial implants, 1995, 10(1): 89-98.

[11] Fernández Valerón J, Fernández Velázquez J. Placement of screw-type implants in the pterygomaxillary-pyramidal region: surgical procedure and preliminary results[J]. The International journal of oral & maxillofacial implants, 1997, 12(6): 814-819.

[12] Valerón JF, Valerón PF. Long-term results in placement of screw-type implants in the pterygomaxillary-pyramidal region[J]. The International journal of oral & maxillofacial implants, 2007, 22(2): 195-200.

[13] Balshi SF, Wolfinger GJ, Balshi TJ. Analysis of 164 titanium oxide-surface implants in completely edentulous arches for fixed prosthesis anchorage using the pterygomaxillary region[J]. Int J Oral Maxillofac Implants, 2005, 20(6): 946-952.

[14] Balshi SF, Wolfinger GJ, Balshi TJ. Surgical planning and prosthesis construction using computer technology and medical imaging for immediate loading of implants in the pterygomaxillary region[J]. Int J Periodontics Restorative Dent, 2006, 26(3): 239-247.

[15] Balshi TJ, Wolfinger GJ, Balshi SF. Analysis of 356 pterygomaxillary implants in edentulous arches for fixed prosthesis anchorage[J]. The International journal of oral & maxillofacial implants, 1999, 14(3): 398-406.

[16] Balshi TJ, Wolfinger GJ, Slauch RW, et al. Brånemark system implant lengths in the pterygomaxillary region: a retrospective comparison[J]. Implant dentistry, 2013, 22(6): 610-612.

[17] Balshi TJ, Wolfinger GJ, Slauch RW, et al. A retrospective comparison of implants in the pterygomaxillary region: implant placement with two-stage, single-stage, and guided surgery protocols[J]. The International journal of oral & maxillofacial implants, 2013, 28(1): 184-189.

[18] Sorní M, Guarinos J, Peñarrocha M. Implants in anatomical buttresses of the upper jaw[J]. Medicina oral, patologia oral y cirugia bucal, 2005, 10(2): 163-168.

[19] Suzuki M, Omine Y, Shimoo Y, et al. Regional Anatomical Observation of Morphology of Greater Palatine Canal and Surrounding Structures[J]. The Bulletin of Tokyo Dental College, 2016, 57(4): 223-231.

[20] Uchida Y, Yamashita Y, Danjo A, et al. Computed

tomography and anatomical measurements of critical sites for endosseous implants in the pterygomaxillary region: a cadaveric study[J]. International journal of oral and maxillofacial surgery, 2017, 46(6): 798-804.

[21] Peñarrocha M, Carrillo C, Boronat A, et al. Retrospective study of 68 implants placed in the pterygomaxillary region using drills and osteotomes[J]. The International journal of oral & maxillofacial implants, 2009, 24(4): 720-726.

[22] Nocini PF, Albanese M, Fior A, et al. Implant placement in the maxillary tuberosity: the Summers' technique performed with modified osteotomes[J]. Clinical oral implants research, 2000, 11(3): 273-278.

[23] Krämer A, Weber H, Benzing U. Implant and prosthetic treatment of the edentulous maxilla using a bar-supported prosthesis[J]. The International journal of oral & maxillofacial implants, 1992, 7(2): 251-255.

[24] Bahat O. Osseointegrated implants in the maxillary tuberosity: report on 45 consecutive patients[J]. The International journal of oral & maxillofacial implants, 1992, 7(4): 459-467.

[25] Venturelli A. A Modified Surgical Protocol for Placing Implants in the Maxillary Tuberosity: Clinical Results at 36 Months after Loading with Fixed Partial Dentures[J]. International Journal of Oral and Maxillofacial Implants, 1996, 11(6): 743-749.

[26] Park YJ, Cho SA. Retrospective chart analysis on survival rate of fixtures installed at the tuberosity bone for cases with missing unilateral upper molars: a study of 7 cases[J]. Journal of oral and maxillofacial surgery: official journal of the American Association of Oral and Maxillofacial Surgeons, 2010, 68(6): 1338-1344.

[27] Dryer RR, Conrad HJ. Displacement of a Dental Implant into the Pterygoid Fossa: A Clinical Report[J]. Journal of prosthodontics: official journal of the American College of Prosthodontists, 2019, 28(9): 1044-1046.

[28] Graves SL. The pterygoid plate implant: A solution for restoring the posterior maxilla[J]. International Journal of Periodontics and Restorative Dentistry, 1994, 14(6): 512-523.

[29] Rodríguez X, Méndez V, Vela X, et al. Modified surgical protocol for placing implants in the

pterygomaxillary region: clinical and radiologic study of 454 implants[J]. The International journal of oral & maxillofacial implants, 2012, 27(6): 1547-1553.

[30] Bidra AS, Huynh-Ba G. Implants in the pterygoid region: a systematic review of the literature[J]. International journal of oral and maxillofacial surgery, 2011, 40(8): 773-781.

[31] Curi MM, Cardoso CL, Ribeiro KDCB. Retrospective study of pterygoid implants in the atrophic posterior maxilla: implant and prosthesis survival rates up to 3 years[J]. The International journal of oral & maxillofacial implants, 2015, 30(2): 378-383.

[32] Araujo RZ, Santiago Júnior JF, Cardoso CL, et al. Clinical outcomes of pterygoid implants: Systematic review and meta-analysis[J]. Journal of cranio-maxillo-facial surgery : official publication of the European Association for Cranio-Maxillo-Facial Surgery, 2019, 47(4): 651-660.

[33] Balshi TJ, Wolfinger GJ. Teeth in a day for the maxilla and mandible: case report[J]. Clinical implant dentistry and related research, 2003, 5(1): 11-16.

[34] Zygogiannis K, Wismeijer D, Aartman I H, et al. A Systematic Review on Immediate Loading of Implants Used to Support Overdentures Opposed by Conventional Prostheses: Factors That Might Influence Clinical Outcomes[J]. The International journal of oral & maxillofacial implants, 2016, 31(1): 63-72.

[35] Rodríguez X, Rambla F, De Marcos Lopez L, et al. Anatomical study of the pterygomaxillary area for implant placement: cone beam computed tomographic scanning in 100 patients[J]. The International journal of oral & maxillofacial implants, 2014, 29(5): 1049-1052.

[36] Rodríguez X, Lucas-Taulé E, Elnayef B, et al. Anatomical and radiological approach to pterygoid implants: a cross-sectional study of 202 cone beam computed tomography examinations[J]. International journal of oral and maxillofacial surgery, 2016, 45(5): 636-640.

[37] Candel E, Peñarrocha D, Peñarrocha M. Rehabilitation of the atrophic posterior maxilla with pterygoid implants: a review[J]. The Journal of oral implantology, 2012, 38 Spec No: 461-466.

[38] Lopes LFDP,, Da Silva VF, Santiago JF, et al. Placement of dental implants in the maxillary tuberosity: a systematic review[J]. International journal of oral and maxillofacial surgery, 2015, 44(2): 229-238.

[39] Shi JY, Lai YR, Qian SJ, et al. Clinical, radiographic and economic evaluation of short-6-mm implants and longer implants combined with osteotome sinus floor elevation in moderately atrophic maxillae: A 3-year randomized clinical trial[J]. J Clin Periodontol. 2021 Feb 11.

[40] Ridell A, Gröndahl K, Sennerby L. Placement of Brånemark implants in the maxillary tuber region: anatomical considerations, surgical technique and long-term results [J]. Clin Oral Implants Res, 2009, 20(1): 94-98.

第 2 章

# Anatomy of Pterygomaxillary Region

翼上颌区应用解剖

# ANATOMY OF PTERYGOMAXILLARY REGION

# 第 2 章　翼上颌区应用解剖

上颌后牙区存在上颌窦气化、牙槽骨萎缩和骨质疏松等解剖限制，这些特点造成该区域的种植体植入存在一定的临床挑战。为了获得理想跨度的修复体和合理的后牙区咀嚼力的分布，临床医生们提出在翼上颌区进行种植体植入的治疗方案以实现上颌后牙区稳定的种植体功能负载。正如第 1 章所述，翼上颌种植体可以获得较高的成功率和患者满意度，为上颌后牙区骨量不足的种植患者提供了一种可预期的治疗选项。然而，翼上颌区种植具有一定的技术敏感性，需要临床医生对该区域的解剖结构做到了然于胸，为此笔者将在本章详细介绍翼上颌区可利用的骨性结构和重要的神经、血管分布。

## 第 1 节　翼上颌区骨性解剖

上颌骨存在 3 对承力支柱，分别为鼻额支柱、颧突支柱和翼突支柱。翼突支柱主要承受磨牙区域的咀嚼压力，通过蝶骨翼突与上颌骨后牙区（第二磨牙、第三磨牙）相连，将咀嚼压力传递到颅底。翼突支柱也称之为翼上颌区（pterygomaxillary region/pterygoids region），其位于口腔上颌结节及其后方深部，由上颌结节、腭骨锥突和蝶骨翼突共同构成连续的骨性结构（图 2-1-1），临床医生认为，翼上颌区骨性结构可以容纳种植体植入。三者位置关系如下：上颌结节的后部与腭骨的锥突相连，锥突介于翼突的下部和上颌结节之间，向后充满于蝶骨翼突内外侧板之间的翼切迹，且锥突和翼突均位于结节的后内侧区域。

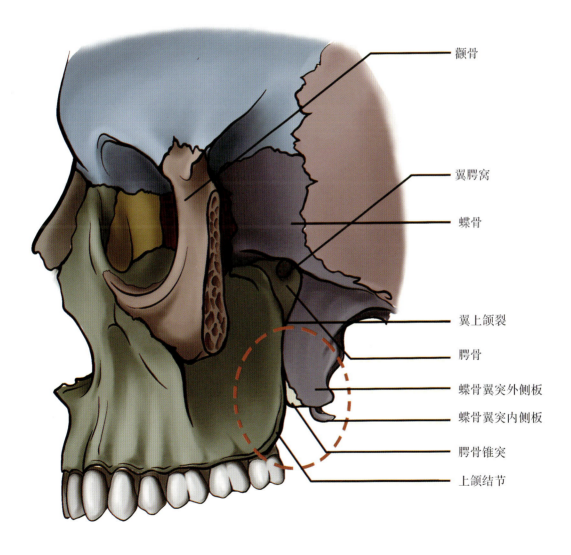

颧骨

翼腭窝

蝶骨

翼上颌裂

腭骨

蝶骨翼突外侧板

蝶骨翼突内侧板

腭骨锥突

上颌结节

图 2-1-1　翼上颌区骨性解剖

# 一、上颌结节

上颌结节是翼上颌种植体植入的起点，其位于上颌骨体部颞下面。上颌骨可以分为一体四突，而上颌体颞下面参与颞下窝及翼腭窝前壁的构成，上颌体颞下面的下部有粗糙的圆形隆起，即上颌结节。上颌结节通常由较多松质骨和薄的皮质层组成，主要为 Ⅲ 类或 Ⅳ 类骨。上颌结节区对翼上颌种植有临床价值的解剖结构为上颌结节最后点（MT 点）颧突支柱与牙槽嵴交界点（A 点）（通常位于第一磨牙附近）（图 2-1-2）。而 MT-A 点之间的牙槽突均可以作为翼上颌种植体植入的起点，可以根据上颌窦气化程度和上颌结节剩余牙槽骨量做个性化调整。相关缩写总结于表 2-1-1。

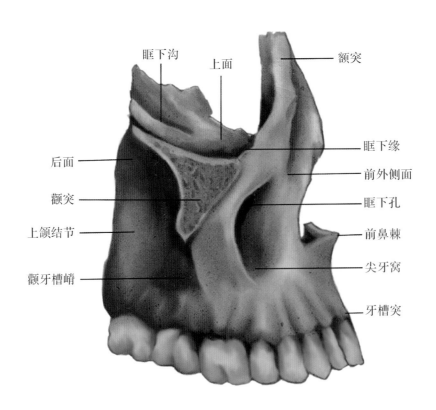

图 2-1-2　上颌骨解剖图

表 2-1-1　解剖位点缩写表

| 缩写 | 解剖位点 |
| --- | --- |
| A 点 | 颧牙槽嵴中心最低点，代表第一磨牙的位置 |
| MT 点 | 上颌结节最后点 |
| PF 点 | 翼上颌裂最低点 |
| PM 点 | 翼突内外侧板融合处 / 锥突最低点 |
| DPA（descending palatine artery） | 腭降动脉 |
| PSAA（posterior superior alveolar artery） | 上牙槽后动脉 |

## 二、腭骨锥突

锥突位于腭骨水平部和垂直部的连接处，其后面中部构成翼突窝底，前面与上颌结节后部相连。腭骨（图 2-1-3）为一对 L 形骨板，位于上颌骨和蝶骨之间，分为垂直和水平两个部分。垂直部构成鼻腔的后外侧壁，其外侧面有翼腭沟与上颌体内面和蝶骨翼突前面共同形成翼腭管。水平部构成硬腭的后 1/4，其外侧缘与上颌骨牙槽突共同构成腭大孔。

## 三、蝶骨翼突

翼突为一对蝶骨体和大翼交界处向下方的突起，其上部前面与上颌体颞下面之间的裂隙称为翼上颌裂，其内有上颌动脉走行并经此进入翼腭窝，翼上颌裂的最低点（PF 点）是翼上颌种植中重要的解剖标志点，其是翼突种植体根尖穿出位置的上界（详见第 5 章）。蝶骨形似蝴蝶（图 2-1-4），位于颅底中部，包括中央的体部、一对小翼、一对大翼和两个翼突。翼突则有翼突内侧板和翼突外侧板构成，翼突内外侧板的前上部融合，该部位的厚度最厚，文献显示该区域平均骨密度为上颌结节的 2 倍，可以帮助固定种植体以获得额外的初期稳定性，是理想的固定种植体根尖的区域，它的位置在牙槽嵴中心内侧 3 ～ 4mm。翼突内外侧板融合处下部分离形成翼切迹，该切迹前

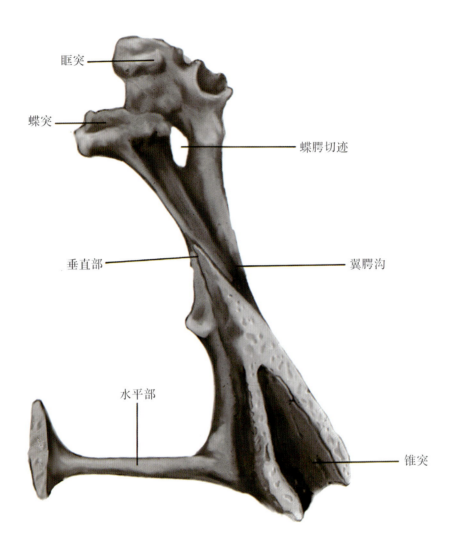

眶突

蝶突

蝶腭切迹

垂直部

翼腭沟

水平部

锥突

图 2-1-3　腭骨解剖图

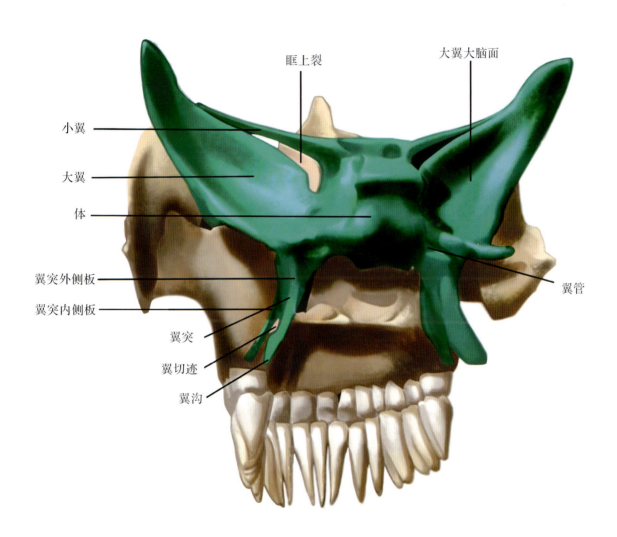

眶上裂

大翼大脑面

小翼

大翼

体

翼突外侧板

翼突内侧板

翼突

翼切迹

翼沟

翼管

图 2-1-4　蝶骨解剖图

有腭骨锥突，翼突内外侧板和锥突后面中部共同构成翼突窝。因此，翼突内外侧板融合处／锥突最低点（PM点）是翼上颌种植的重要解剖标志点，其是翼突种植体根尖穿出位置的下界（详见第7章），但应避免或穿出位置过深进入翼突窝（局部肌肉损伤风险），严重的可导致种植体进入翼突窝的并发症。

### 四、翼上颌骨性空间

在不同人种中上颌结节－锥突－翼突组成的骨性结构的长度不同，研究显示上颌后牙缺失的西班牙人中骨性结构平均长度为（22.15±1.56）mm，对日本人的测量结果显示该长度在男性为（18.4±4.3）mm、女性为（19.0±3.5）mm。造成差异的可能原因之一是蒙古人种（日本人）先天上颌结节发育较高加索人（西班牙人）不足而产生的。此外，不同的测量标志点也是可能的原因，日本学者将MT点到PF点之间的距离计算为骨性结构长度，而西班牙学者则没有详细描述起止点。为了给临床医生提供更多的解剖信息，笔者团队针对中国患者的翼上颌区解剖数据做了详细测量，具体数据详见第5章。

尽管存在着一定的局限性，翼上颌区骨性结构的数据仍可以为临床医生选择合适的种植

三维位置提供一定理论依据，避免造成重要解剖结构的损伤、种植体错位植入翼突窝和防止种植体掉入下颌骨乙状切记处，造成开口受限及疼痛（详见第7章）。

## 第2节 翼上颌区重要的血管分布

除了对翼上颌区骨性结构有足够的了解之外，临床医生还应该对该区域其他重要的解剖结构有足够的了解，如翼腭窝、上颌动脉、腭降动脉、上颌窦和腭大管等。

### 一、翼腭窝

翼腭窝，又称翼腭间隙，是关键的深层区域，翼腭窝与颞下窝和翼突窝一起并称为上颌后间隙。翼腭窝位于眶尖下方，颞下窝的内侧为一个尖向下的三棱锥体形间隙（图2-2-1a、b），前界为上颌骨体部（图2-2-1c），内界为腭骨垂直板（图2-2-1d），后界为蝶骨翼突（图2-2-1e），上方为蝶骨大翼。翼腭窝是许多神经、血管的重要通道，其向外借翼上颌裂通颞下窝，向前借眶下裂通眼眶，向内借蝶腭孔通鼻腔，向后借翼管通破裂孔，内含翼腭神经、三叉神经第二支上颌神经、上颌动脉

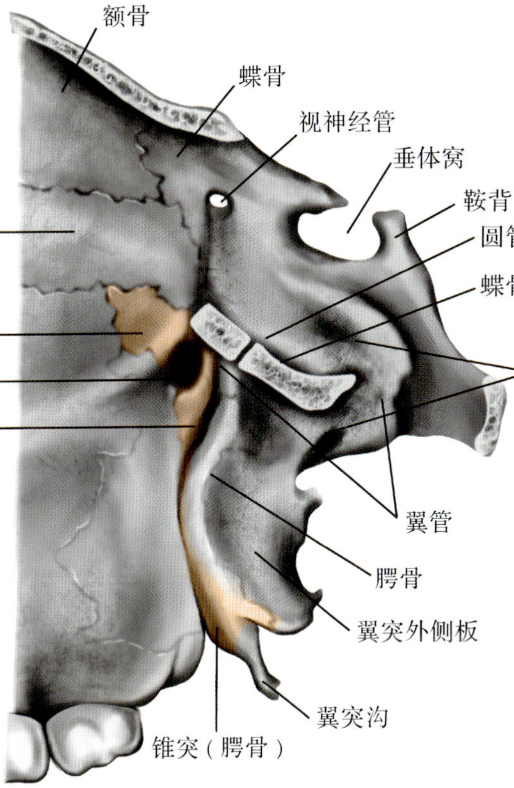

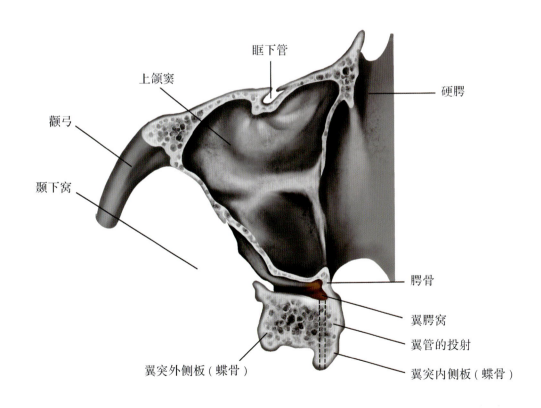

额骨

蝶骨

视神经管

垂体窝

鞍背

圆管

蝶骨大板（切迹）

筛骨眶板（筛骨纸板）

眶突（腭骨）

蝶腭孔

翼腭窝

蝶泪小管

翼管

腭骨

翼突外侧板

翼突沟

锥突（腭骨）

图 2-2-1a　翼腭窝界限图－侧面观

眶下管

上颌窦

硬腭

颧弓

颞下窝

腭骨

翼腭窝

翼管的投射

翼突外侧板（蝶骨）

翼突内侧板（蝶骨）

图 2-2-1b　翼腭窝界限图－横断面观

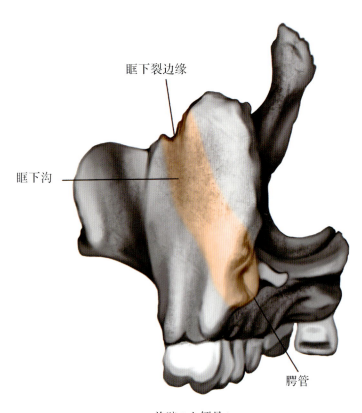

眶下裂边缘

眶下沟

腭管

前壁（上颌骨）

图 2-2-1c　翼腭窝前壁

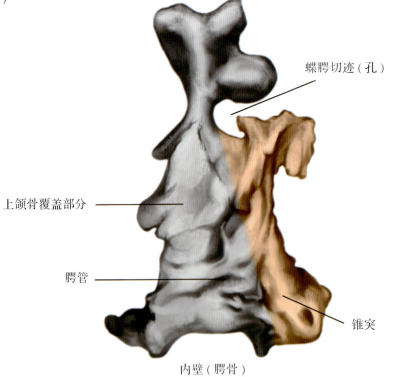

蝶腭切迹（孔）

上颌骨覆盖部分

腭管

锥突

内壁（腭骨）

图 2-2-1d　翼腭窝内壁

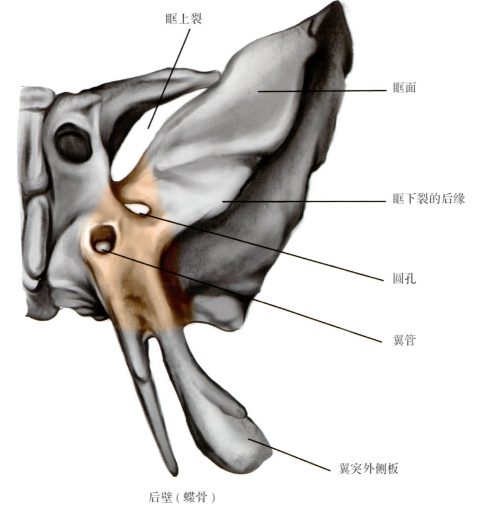

眶上裂

眶面

眶下裂的后缘

圆孔

翼管

翼突外侧板

后壁（蝶骨）

图 2-2-1e 翼腭窝后壁

等，在进行翼上颌种植时，须控制植入种植体根尖位置过高（上颌动脉翼腭段距离 PF 点平均距离 10mm），避免该解剖结构的损伤。

## 二、知名动脉

翼上颌区有多条知名动脉（图 2-2-2）。上颌动脉（图 2-2-3a）经翼上颌裂进入翼腭窝为上颌动脉的末段，又称翼腭段，主要发出 4 个分支：上牙槽后动脉（图 2-2-3b）、眶下动脉、腭降动脉和蝶腭动脉。其中腭降动脉与翼上颌种植关系较为密切。腭降动脉发自翼腭窝，经翼腭管（即腭骨垂直部与上颌体内面和蝶骨翼突前面共同构成）下行，分支腭大动脉出腭大孔（即腭骨水平骨外侧缘与上颌骨牙槽突共同构成），沿腭沟前行于硬腭，末端形成鼻腭支，至切牙孔。腭降动脉在翼腭管内分出腭小动脉，出腭小孔向后行于软腭及腭扁桃体（图 2-2-3c ～ e）。研究显示 MT 点与腭降动脉的平均距离和最小距离分别 19.4mm 和 12.7mm，PF 点与腭降动脉的平均距离和最小距离分别为 3.7mm 和 0mm，男女间差异无统计学意义。在翼上颌种植手术时，应注意控制种植体颊腭向的倾斜程度，避免种植体根尖过于偏向腭侧而导致腭降动脉的损伤（图 2-2-4）。上牙槽后动脉距离翼上颌种植体植入三维位置较远，当种植角度和深度正确时，累及该血管的概率低，在大多数情况下可以认为是安全的。

## 三、上颌窦

上颌窦形态影响着种植体的植入方案。但是上颌窦的大小形态差别较大。即使同一个人的左右两侧的上颌窦也存在差异。通过三维 CT 获取上颌窦情况来评估植入该患者翼上颌种植手术难度并推荐合适的种植体。在多数情况下，上颌窦最低凹处在第一磨牙和第二磨牙区域。随着年龄的增长，上颌窦气化程度增加，上颌窦的范围增大。术前若没有认真评估上颌窦大小范围，上颌窦气化严重时可能会在术中造成上颌窦穿孔的情况，因此应该根据患者的上颌窦气化程度个性化地制订翼上颌种植方案。

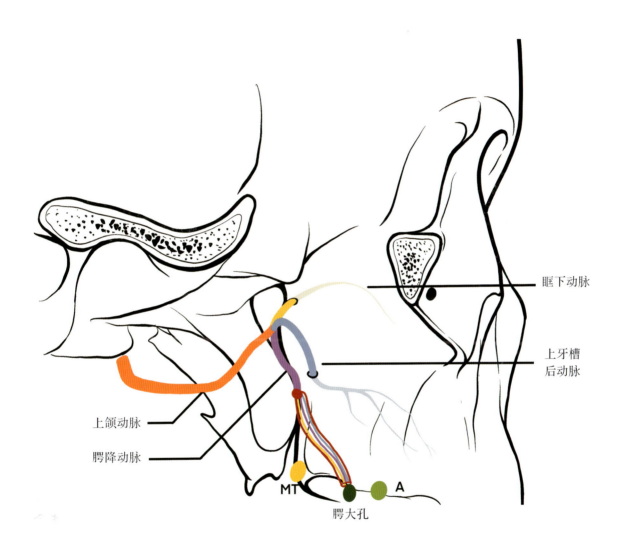

图 2-2-2　翼上颌区知名动脉：上颌动脉（橙色），腭降动脉（紫色），眶下动脉（黄色），上牙槽后动脉（蓝色），MT 点为上颌结节最后处（黄色点），A 点为颧上颌支柱与上颌骨交界点（浅绿色点），腭降动脉发出分支腭大动脉出腭大孔（墨绿色点）

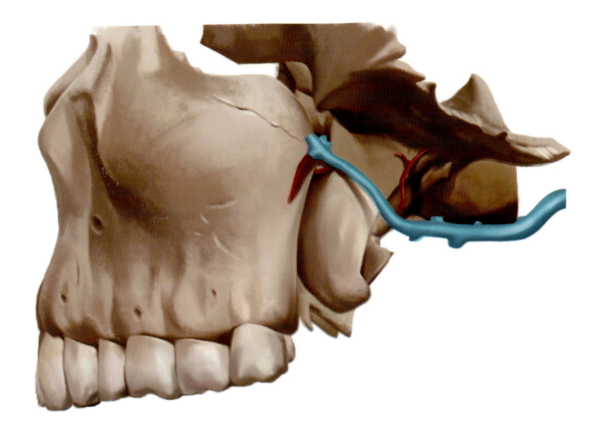

图 2-2-3a　上颌动脉走行（蓝色部分）

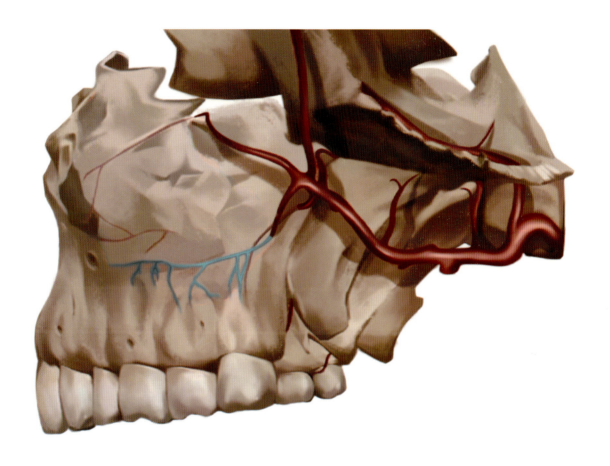

图 2-2-3b　上颌动脉翼腭段发出分支上牙槽后动脉走行于上颌骨后部（蓝色部分）

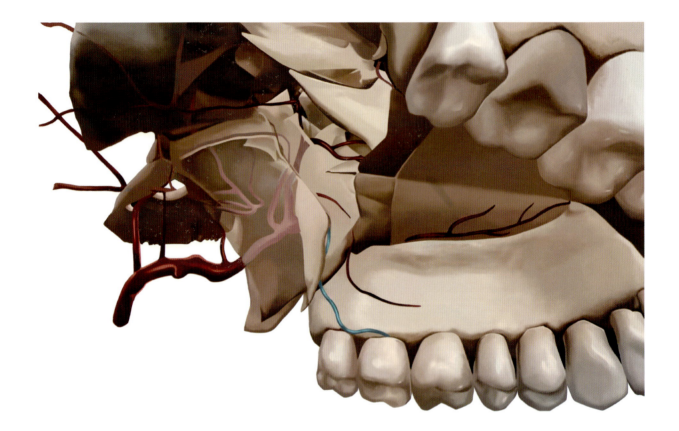

图 2-2-3c　左侧腭降动脉走行 – 右面观

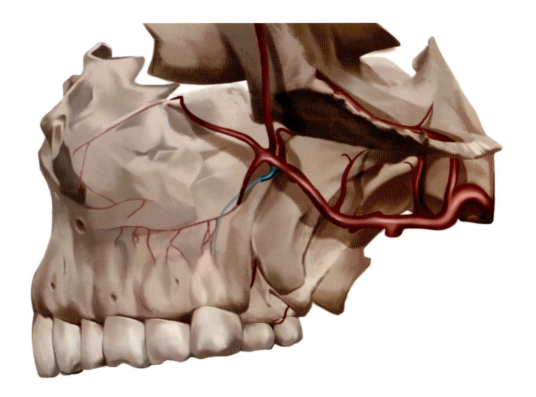

图 2-2-3d　左侧腭降动脉走行 - 左面观

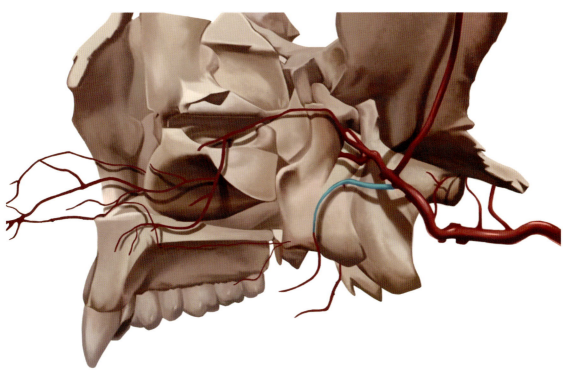

图 2-2-3e　左侧腭降动脉走行 - 左面观（左侧上颌骨已去除）

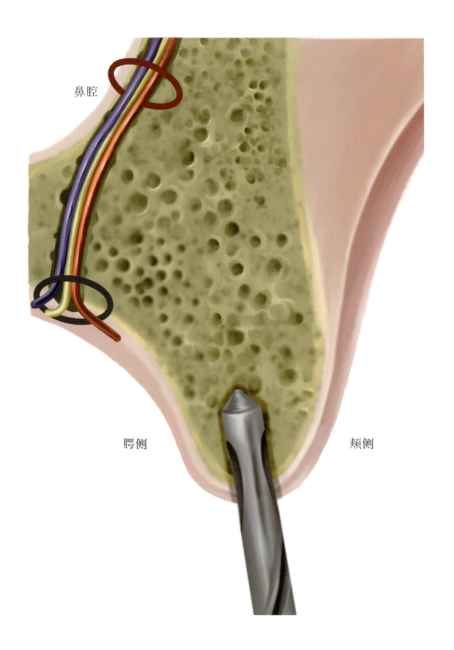

鼻腔

腭侧

颊侧

图 2-2-4　从冠状面看腭降动脉与种植体植入的相对空间关系

## 第 3 节　总结

综上所述，翼上颌区解剖结构变异大，每一位患者在术前均须进行个性化影像学（CBCT）评估，以制订手术方案。翼上颌种植体需要利用上颌结节 – 腭骨锥突 – 蝶骨翼突组成的 18 ～ 22mm 长的骨性空间以固定种植体。上颌结节最后点（MT 点）、翼上颌裂最低点（PF 点）和翼突内外侧板融合处 / 锥突最低点（PM 点）是翼上颌区种植重要的几个解剖标志点（详见第 5 章），可以帮助确定种植体植入位点和植入方向，避免对翼腭窝和腭降动脉的损伤。

## 参考文献

[1] Yamaura T, Abe S, Tamatsu Y, et al. Anatomical study of the maxillary tuberosity in Japanese men[J]. The Bulletin of Tokyo Dental College, 1998, 39(4): 287-292.

[2] Nag PV, Sarika P, Bhagwatkar T, et al. Pterygoid implant: Option for rehabilitation of the atrophic posterior maxilla[J]. International Journal of Contemporary Dental and Medical Reviews, 2018.

[3] Rodríguez X, Lucas-Taulé E, Elnayef B, et al. Anatomical and radiological approach to pterygoid implants: a cross-sectional study of 202 cone beam computed tomography examinations[J]. International journal of oral and maxillofacial surgery, 2016, 45(5): 636-640.

[4] Uchida Y, Yamashita Y, Danjo A, et al. Computed tomography and anatomical measurements of critical sites for endosseous implants in the pterygomaxillary region: a cadaveric study[J]. International journal of oral and maxillofacial surgery, 2017, 46(6): 798-804.

[5] Yamada H, Hanamura H. The relationship of congenitally missing third molar to other missing teeth in human dentition[J]. Japanese Journal of Oral Biology, 1993, 35: 197-204.

[6] Dryer RR, Conrad HJ. Displacement of a Dental Implant into the Pterygoid Fossa: A Clinical Report[J]. Journal of prosthodontics: official journal of the American College of Prosthodontists, 2019, 28(9): 1044-1046.

[7] Suzuki M, Omine Y, Shimoo Y, et al. Regional Anatomical Observation of Morphology of Greater Palatine Canal and Surrounding Structures[J].

The Bulletin of Tokyo Dental College, 2016, 57(4): 223-231.

[8] Kramer A, Weber H, Benzing U. Implant and prosthetic treatment of the edentulous maxilla using a bar-supported prosthesis[J]. The International journal of oral & maxillofacial implants, 1992, 7(2): 251-255.

[9] Salinas-Goodier C, Rojo R, Murillo-González J, et al. Three-dimensional descriptive study of the pterygomaxillary region related to pterygoid implants: A retrospective study[J]. Scientific reports, 2019, 9(1): 16179.

第 3 章

# Types of Pterygomaxillary Implants

## 翼上颌种植的类型

# TYPES OF PTERYGOMAXILLARY IMPLANTS

## 第 3 章　翼上颌种植的类型

翼上颌种植是一种利用翼上颌区上颌结节 – 腭骨锥突 – 蝶骨翼突组成的骨性空间容纳种植体，以帮助解决上颌后牙区骨量不足的临床难题的种植技术。从生物力学角度分析，上颌后牙区所承受的咀嚼力大，但是局部的解剖限制，如不断气化的上颌窦和疏松的骨质，对该区域的种植修复造成了较大的难度。与其他上颌后牙区的种植修复治疗方案相比，翼上颌种植技术可大大缩短治疗时间、降低成本，更重要的是消除了常规种植体远端悬臂的问题、扩大桥体距离，以更加符合生理负载分布的形式恢复咀嚼功能。

由于翼上颌区解剖结构复杂，不当的手术操作可能会损伤知名动脉（如上颌动脉、腭降动脉等）而引起严重的手术并发症，因此在翼上颌种植技术提出初期，并没有成为解决上颌后牙区骨量不足的主流技术，且仅有部分外科经验丰富的专科医生敢于尝试。随着影像学技术的不断进步，随着数字化技术在临床上的广泛应用，随着临床医生外科理念的不断进步，越来越多的临床医生迫切希望能在临床实践中安全有效地开展翼上颌种植技术。本书的主旨也是希望能为有意开展翼上颌种植治疗的口腔医生提供一个理论和实践的工具，本章将在总结第 2 章内容（翼上颌区应用解剖）的基础上，进一步细化翼上颌种植的不同类型，为临床实践提供依据。

正如第 1 章中所述，目前科学文献中对于翼上颌区种植的定义较为混乱，容易令人混淆。笔者在本书中将所有涉及翼上颌区的种植统称为翼上颌种植体（pterygomaxillary implants），按种植体根尖延伸的范围可以细分为：上颌结节种植体（图 3-1-1a）、上颌结节 – 锥突种植体（图 3-1-1b）、上颌结节 – 翼突种植体（图 3-1-1c）和上颌结节 – 锥突 – 翼突种植体（图 3-1-1d）。从临床角度考虑，腭骨锥突和蝶骨翼突同样可以提供额外的皮质骨固位，且其边界在术前根据 CBCT 制订治疗计划时并不容易区分，因此笔者将后 3 类，即上颌结节 – 锥突种植体、上颌结节 – 翼突种植体和上颌结节 – 锥突 – 翼突种植体统称为翼突种植体（pterygoid implants）。因此笔者建议按临床应用对翼上颌种植体进行简化分类：上颌结节种植体（tuberosity implants）和翼突种植体（pterygoid implants）。

## 第 1 节　上颌结节种植体

上颌结节种植体（tuberosity implants）指仅植入上颌结节中的种植体。上颌结节是上颌牙槽突最后部位，该区域骨质较疏松（骨质通常为 Ⅲ 类或 Ⅳ 类，皮质骨薄而小梁骨密度低）（图 3-1-1a）。使用 CBCT（i-Cat; Imaging Sciences International, LLC, Hatifield,

PA, USA）在特定参数（视窗：102mm 直径和 102mm 高度，体素：0.2mm×0.2mm×0.2mm，80kV 和 5mA）下进行影像学检查，发现上颌结节区平均骨密度为 307DV（286 ～ 329DV）。相反，翼突区的平均骨密度为 632DV（603 ～ 661DV），其密度较上颌结节高出约 1 倍。

尽管上颌结节区骨质较为疏松，但是研究显示上颌结节种植体的长期种植体留存率达 96.1%。上颌结节种植体的主要优点是手术安全性较高，其种植体预备的范围局限在上颌结节内，距离翼腭窝中的上颌动脉和其分支腭降动脉较远，造成知名动脉损伤的风险极低，即使备洞过深损伤也仅限于局部软组织的毛细血管损伤，在种植体植入形成压迫后易于止血。因此较为适合临床经验并不丰富的临床医生。上颌结节种植体的主要缺点为较难获得种植体初期稳定性。从外科的角度看，骨挤压技术和差级备洞技术是帮助种植体获得更好初期稳定性的有效选项，特别是使用先锋钻结合骨挤压技术可以大大降低周围组织损伤的风险（详见第 5 章）。从种植系统选择的角度看，在确保足够骨 – 种植体接触面积的前提下，应当尽可能选择采用微粗糙表面、圆锥形体部和根尖 V 形螺纹的种植系统，这有助于临床医生在骨质极松的条件下获得种植体初期稳定性（详见第 1 章）。

笔者建议理想的上颌结节种植体植入倾斜度为 30°~ 45°（垂直植入：0°，与 Frankfort 平面成 55°~ 70°），尽管文献报道上颌结节种植体的倾斜度在 55°~ 75°（与 Frankfort 平面成 25°~ 45°）时仍然能获得较高的种植体留存率，但过大的倾斜度会引起相应的生物力学问题，即使应用了复合基台进行角度修正后仍然无法获得接近轴向的受力。此外，过大的倾斜度会造成种植体两侧龈袋深度差异较大的问题，存在远期的生物学并发症的隐患。此外，笔者并不建议在上颌结节区垂直（0°）或者接近垂直角度进行种植体的植入，原因主要有：

（1）同等骨量条件下，垂直植入的种植体利用的骨量会少于倾斜植入的种植体。在上颌结节骨质疏松的情况下，适当增加种植体长度和骨–种植体接触面积有利于提高临床成功率。

（2）植入相同长度种植体的情况下，倾斜程度越大则种植体穿出位点越靠近近中，对于患者的张口度要求越低，且后期上部结构修复的灵活度越高。文献报道，最短的上颌结节种植体长度为 6mm，考虑上颌结节区较为疏松的骨质，笔者建议不要植入短于 8mm 的上颌结节种植体。

如果上颌结节的牙槽骨量不足以容纳足够长度的种植体，或种植体无法在上颌结节处获得足够的初期稳定性，则需要将种植体延伸到腭骨锥突或者蝶骨翼突的范围，利用该区域的皮质骨帮助固定种植体。正如本章开篇所述，根据翼突种植体根尖延伸的范围可以细分为：上颌结节种植体、上颌结节–锥突种植体、上颌结节–翼突种植体和上颌结节–锥突–翼突种植体。

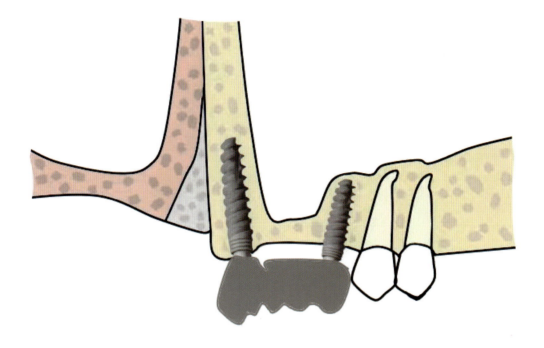

图 3-1-1a　上颌结节种植体

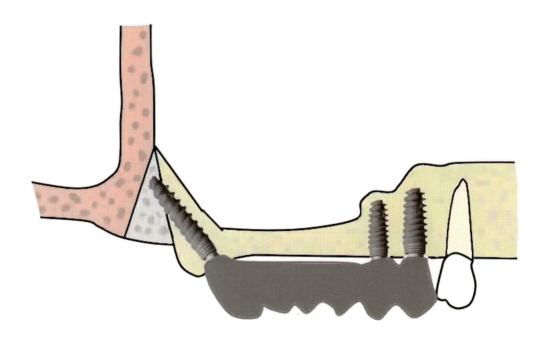

图 3-1-1b　上颌结节 - 锥突种植体

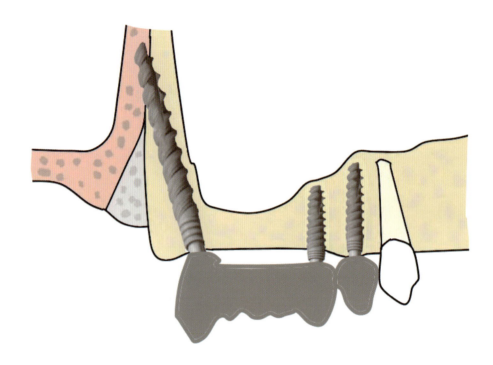

图 3-1-1c　上颌结节 - 翼突种植体

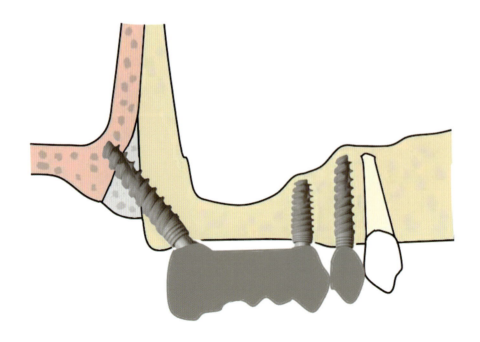

图 3-1-1d　上颌结节 - 锥突 - 翼突种植体

## ▌ 第 2 节　翼突种植体

### 一、上颌结节 – 锥突种植体

上颌结节 – 锥突种植是指穿过上颌结节并最终锚定在腭骨锥突中的一种种植技术（图 3-1-1b）。Lee 等对 54 位韩国无牙颌头颅进行分析，认为绝大多数研究对象（83.3%）的锥突适合于植入种植体，且应以较大的倾斜度植入种植体以便锚定于锥突而获得较大的骨 – 种植体接触面积。回顾第 2 章中翼上颌区应用解剖的知识，锥突的后面与翼突的翼突内外侧板共同构成了翼突窝（图 3-2-1a），因此上颌结节 – 锥突种植体的根尖不应低于锥突水平，若术前没有做好详细的治疗计划，造成术中种植体窝洞预备过深并穿透腭骨锥突，容易导致种植体意外掉入翼突窝，并造成翼突窝内的肌肉损伤。通常情况下，种植体的植入会起到压迫止血的效果，阻断局部毛细血管的出血。从横断面上看，锥突位于上颌结节的后上方，位于翼突的前下方，与翼突外侧板和翼突内侧板下方处于同一高度。因此当临床医生进行上颌结节 – 锥突种植体的术前计划时，通常需要以与 Frankfort 平面成 45°～ 55°的倾斜度（存在解剖变异）植入种植体，此时种植体根尖部不应低于翼突内外侧板融合处 / 锥突最低点（PM 点）（图 3-2-1a、b）的水平，此时可以显著降低术中并发症发生的可能性（详见第 7 章）。这种角度的种植体植入的优点是种植体根尖远离翼上颌裂和翼腭窝，造成翼腭窝内上颌动脉和重要解剖结构损伤的风险极低。

### 二、上颌结节 – 翼突种植体

上颌结节 – 翼突种植体是指穿过上颌结节、不穿过腭骨锥突，直接锚定于蝶骨翼突的一种种植技术（图 3-1-1c）。最近一项研究显示，翼突种植体在负载 1 年后的累计留存率 96.4%、5 ～ 10 年累计留存率为 94.87%，其并发症主要为术中出血及术后疼痛。正如之前所述，该种植方式种植体根尖所在的位置正位于翼突内外侧板融合处（及上方翼颌连接），翼板融合区的厚度和宽度都较为充足，其位于锥突和翼突内外侧板的上方，因此以与 Frankfort 平面成 50°～ 75°的倾斜度植入种植体都有可能实现根尖与翼突的锚定。然而，需要注意的是，种植体根尖穿出的位点应当介于翼上颌裂的最低点（PF 点）和翼突内外侧板融合处 / 锥突最低点（PM 点）之间，翼腭窝位于翼上颌裂内侧，上颌动脉翼腭段距离 PF 点平均距离为 10mm。翼上颌区骨性空间平均长度为 18 ～ 22mm，且有人种的差异，蒙古

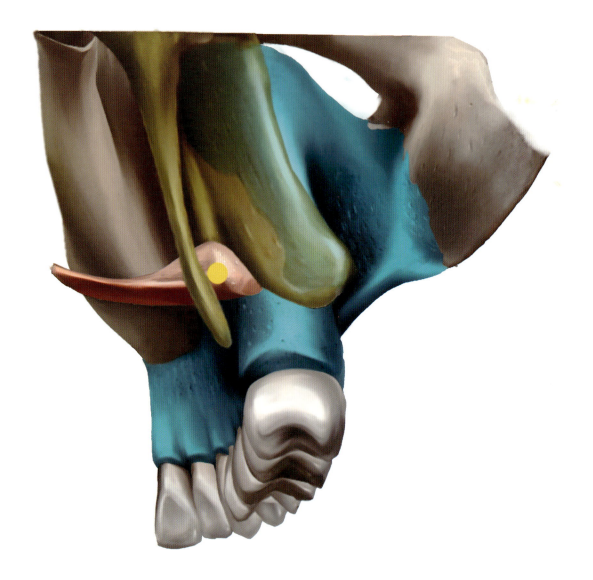

图 3-2-1a　翼上颌区后面观。腭骨锥突（橙色区域）与翼突内外侧板（黄色区域）共同构成了翼突窝，翼突内外侧板融合处 / 锥突最低点（PM 点）为黄色点所在区域，上颌结节（蓝色区域）位于 PM 点前外侧

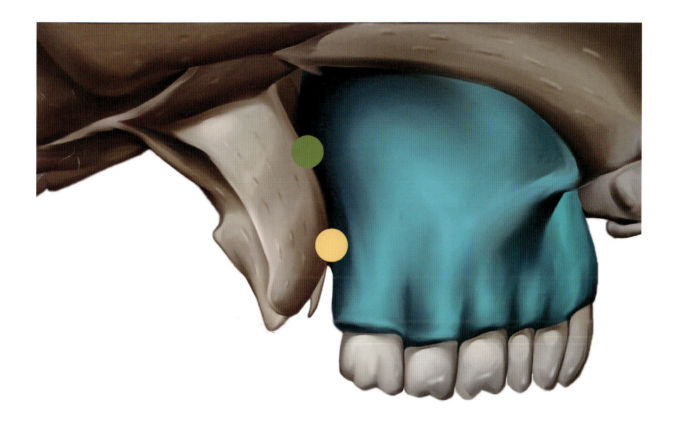

图 3-2-1b　翼上颌区侧面观。可见上颌结节与翼突内外侧板融合处 / 锥突交界范围：上界为绿色点，翼上颌裂最低点（PF 点）；下界为黄色点（PM 点），通常翼上颌种植体根尖应位于两点之间

人种的骨性空间略低于高加索人种。因此，在大多数中国患者中，使用长度为 15～18mm 的种植体，就将种植体根尖锚定高于翼突内外侧板融合处，实现上颌结节－翼突种植体。

上颌结节－翼突种植技术具有以下优点：

（1）相较于其他翼上颌种植技术，其可容纳的种植体的长度相对最长。

（2）其植入的倾斜度较小（与 Frankfort 平面成 50°～75°），在复合基台修复角度后所受的非轴向力相对较小。该技术的主要缺点为技术敏感性高，对种植体三维位置的容错率低，造成重要解剖结构损伤的风险较高。因此，建议临床医生要在熟悉翼上颌区解剖和熟练掌握其他类型翼上颌种植技术的前提下开展。

## 三、上颌结节－锥突－翼突种植体

上颌结节－锥突－翼突种植体是指种植体穿过上颌结节和腭骨锥突并锚定于蝶骨翼突（图 3-1-1d）。通常来说，种植体在进入上颌结节并最终锚定于翼突的过程中是否穿过锥突是由患者的锥突相对位置和所选择种植体长度决定的，其手术方式与上颌结节－翼突种植体完全相同，因此本部分不再赘述。

## 四、穿翼板种植体

值得一提的是，有临床医生经常会提到一个术语：穿翼板种植体（trans-pterygoid plate implants，TPP），这是指穿过上颌结节、腭骨锥突达到翼突内侧板或外侧板的一种种植体。这种穿翼板种植体（TPP）的植入角度在近远中面上与上颌结节－锥突种植体基本相似（通常与 Frankfort 平面成 45°～55°），但颊腭向上会将种植体根尖做一定程度的倾斜，以到达进入翼突内侧板或翼突外侧板的目的。翼突内侧板与外侧板和腭骨锥突一起构成了翼突窝（图 3-2-1a），其形态窄而长，下端稍尖并弯向外下方，形成翼沟，有腭帆张肌肌腱成直角绕过，是腭裂修复术重要的解剖标志点。虽然翼突内侧板处骨质较密，能帮助种植体获得额外的初期稳定性，然而由于其窄而长的形态，对种植体植入三维位置的容错率较低，固定于翼突内侧板的穿翼板种植体根尖更偏腭侧，造成腭降动脉损伤的风险相对较高。翼突外侧板外侧面朝向前外方，构成颞下窝内侧壁，为翼外肌下头的起始处，其形态宽而薄，对种植体预备深度的容错率较低，容易造成翼突外侧板的穿透和种植体掉入翼突窝（详见第 7 章）。固定于翼突外侧板的穿翼板种植体根尖更偏颊侧，造成颊侧颞下窝内的翼静脉丛损伤的风险相对较高。因此，笔者并不推荐穿翼板的种植方式。而翼突内侧板和翼突外侧板在前上方形成融合，该部位的厚度和宽度均较为充足，是理想的固定种植体根尖的区域，据测量该部位在牙槽嵴中心内侧 3 ～ 4mm（图 3-2-1b）。

## ▎第 3 节　总结

本章主要就不同类型的翼上颌种植技术进行了详细的说明，翼上颌种植包括了上颌结节种植、上颌结节 - 锥突种植、上颌结节 - 翼突种植和上颌结节 - 锥突 - 翼突种植。虽然从应用解剖角度看，后 3 种翼上颌种植技术存在着一些细微差别，但是从影像学评估角度考虑，同为密质骨的锥突和翼突的区分难度较大。此外，在很多临床病例中翼上颌裂最低点（PF 点）到翼突内外侧板融合处 / 锥突最低点（PM 点）的区域内有且仅有一个理想骨宽度和厚度容纳种植体根尖的部位（详见第 5 章），笔者认为对区分种植体锚定于锥突或是翼突并没有太大的临床意义，因此建议将后 3 种统称为翼突种植体。但医生仍应理解锥突、翼板融合处和翼上颌裂最低点的相对三维位置，并根据患者的实际情况选择最合适的翼上颌种植技术。

## 参考文献

[1] Aparicio C, Perales P, Rangert B. Tilted implants as an alternative to maxillary sinus grafting: a clinical, radiologic, and periotest study[J]. Clinical implant dentistry and related research, 2001, 3(1): 39-49.

[2] Razavi R, Zena RB, Khan Z, et al. Anatomic site evaluation of edentulous maxillae for dental implant placement[J]. Journal of prosthodontics: official journal of the American College of Prosthodontists, 1995, 4(2): 90-94.

[3] Lopes LFDP, Da Silva VF, Santiago JF, et al. Placement of dental implants in the maxillary tuberosity: a systematic review[J]. International journal of oral and maxillofacial surgery, 2015, 44(2): 229-238.

[4] Lee SP, Paik KS, Kim MK. Anatomical study of the pyramidal process of the palatine bone in relation to implant placement in the posterior maxilla[J].

Journal of oral rehabilitation, 2001, 28(2): 125-132.

[5] Araujo RZ, Santiago Júnior JF, Cardoso CL, et al. Clinical outcomes of pterygoid implants: Systematic review and meta-analysis[J]. Journal of cranio-maxillo-facial surgery : official publication of the European Association for Cranio-Maxillo-Facial Surgery, 2019, 47(4): 651-660.

第 4 章

# Clinical Indications and Contraindications

# 临床适应证与禁忌证

# CLINICAL INDICATIONS AND CONTRAINDICATIONS

## 第 4 章 临床适应证与禁忌证

本章笔者将介绍翼上颌种植术的临床适应证与禁忌证。

### 第 1 节 适应证

翼上颌种植术的临床适应证包括：

（1）上颌后牙区局部牙列缺损且后牙区剩余骨高度不足（上颌窦严重气化、缺牙后无机械刺激导致的骨萎缩，牙周病导致的牙列缺损）。

（2）上颌无牙颌患者且后牙区剩余骨高度不足，尤其适用于口腔副功能和年轻男性等咀嚼力较强的患者，有助于增加远端支持，减少修复体悬臂梁。

（3）上颌赝复体修复，由于外伤、肿瘤切除术后，可以联合应用颧种植体来重建上颌。

### 第 2 节 禁忌证

翼上颌种植体的成功率不仅受植入部位骨质量的影响，同样还受患者全身健康状况的影响。是否采用翼上颌种植修复治疗应在评估患者的全身情况、口内情况以及全身疾病和口腔疾病的治疗史后再结合患者个人经济、心理等多因素综合判断后才能决定。一般存在以下情况者不适合进行翼上颌种植手术：

## 一、全身系统禁忌证

### （一）具有口腔外科手术的一般禁忌证

#### 1. 心血管疾病

高血压是最常见的心血管系统疾病。通常按照舒张压水平将高血压分为轻度（90 ～ 95mmHg）、中度（100 ～ 109mmHg）、重度（≥ 110mmHg）。重度高血压患者是翼上颌种植术的绝对禁忌；对于中度高血压患者，经内科医生会诊后如不能有效降低血压则也不适合进行手术，因为种植术中使用的含有肾上腺素的局部麻醉药物会使血压升高。

对于有心绞痛病史的患者，若心绞痛几乎每天发作或常常进行性加重，则该患者必须进行内科治疗，当发作频率明显减少后方可进行翼上颌种植技术。另外，对心肌梗死病史的患者，尤其要注意心肌梗死的发作时间，在发病后 6 个月内不能进行翼上颌种植术。

#### 2. 慢性肝病

最常见的慢性肝病有慢性肝炎和肝硬化。慢性肝病主要在凝血及药物代谢方面产生影响。对于慢性活动性肝炎、肝硬化代偿期、失代偿期过渡阶段的患者，需经内科医生同意，方可进行翼上颌种植术，并要在术中、术后注意止血。对于肝硬化失代偿期的患者，如果凝血酶原时间在正常值 1.5 倍以上，血小板显著减少者不可进行翼上颌种植术。

### （二）糖尿病

糖尿病为种植体周围炎发生的风险因素，对种植修复的影响目前尚无定论。但有研究表明，血糖过高时有发生感染、创口愈合不良等并发症的倾向。目前普遍观点认为，糖尿病并非种植手术的绝对禁忌证。血糖控制好了的糖尿病患者也可以接受翼上颌种植手术，其基本条件应当是无症状或血糖 ≤ 200mg/dL，术后仍需要积极控制血糖并加强抗感染治疗。

### （三）骨代谢疾病

#### 1. 骨质疏松

骨质疏松症是目前中老年人常见的全身骨代谢性疾病，以骨量减少及骨组织微结构退行性变为主要病理特征，其中最常见的是老年女性绝经后骨质疏松。牙槽骨是最易出现骨质疏松的部位之一，加上上颌结节区骨质本身就较为疏松。

需要特别注意的是，很多抗骨质疏松的药物也会影响种植体的骨结合。最为熟知的就是双膦酸盐药物。双膦酸盐药物是治疗骨质疏松的常用有效药物，这些药物分为不含氮的第1代药物（氯膦酸盐、依替膦酸盐和替鲁膦酸盐）和含氮的第2代和第3代药物（阿仑膦酸盐、利塞膦酸盐、伊班膦酸盐和唑来膦酸盐）。服用双膦酸盐可能会导致双膦酸盐相关的颌骨坏死，因此对于有服用双膦酸盐药物的患者要特别注意，可参照最新临床治疗指南决定治疗方案。目前认为治疗骨质疏松的低剂量双膦酸盐不会影响种植体留存率，而治疗骨代谢相关肿瘤的高剂量双膦酸盐会对种植体留存率造成负面影响，因此是种植手术的禁忌证。

**2. 与骨质疏松相关的其他因素**

适量的活性维生素D可活化成骨细胞表面的维生素D受体，从而促进骨形成和矿化，并抑制骨吸收，维生素D缺乏对种植体周围骨形成具有负面影响。对于成人来说维生素D缺乏会导致骨软化，主要病因是膳食中维生素D缺乏或日晒不足，在不愿意戴用假牙的老年人和严格的素食者易患此病。

抗惊厥药，尤其是苯妥英钠和苯巴比妥可引起药物诱导性骨软化。许多胃肠疾病也

可能导致骨软化。可表现为牙槽骨的骨小梁减少、稀疏，皮质骨不易辨认，易患慢性牙周炎。骨软化并不是种植修复的绝对禁忌证。但当患者骨质太过疏松且上颌后牙区严重萎缩时应谨慎。

此外，接受绝经后激素治疗的患者也要特别注意，因为该类患者常常服用雌激素、孕激素补充剂，这些激素会影响破骨细胞活动进而可能影响种植体的骨结合。不过接受激素治疗并不是口腔种植手术的绝对禁忌证。经过患者内科医生评估及患者具体骨质评估后方可进行翼上颌种植术。

**（四）血液病**

种植术前必须对患者进行血常规检查，严重贫血（血红蛋白低于10g/dL）、凝血功能障碍、恶性血液病（如急、慢性白血病所引起的白细胞增多或减少）均为翼上颌种植修复的绝对禁忌证。对于感染、过敏反应和药物等因素引起的白细胞数值异常，必须在白细胞总数恢复正常后方可进行翼上颌种植术。

**（五）放疗**

肿瘤放疗后，血管再生通常需要9～12个月，翼上颌种植术应在最后一次放疗1年后再考虑。

## 二、局部解剖条件

### （一）翼上颌区骨量不足

种植体周围骨宽度不足 2mm。

### （二）开口度不足

要求开口度 ≥ 35mm，以获得良好的种植角度。

### （三）龈𬌗距离不足

由于使用复合基台进行角度修正，所以需要至少 2mm 以上的修复空间。

### （四）颌骨肿瘤

发生在翼上颌区，无论是良性囊肿还是恶性肿瘤，均应延期考虑。

### （五）口腔软组织疾病

口腔干燥症、未治愈的口腔软组织炎症或炎症处于急性期均为翼上颌种植术后修复的禁忌证；白斑或扁平苔藓者虽然不是手术绝对禁忌证，但是会影响种植手术的成功率，因此可以考虑待黏膜病治疗完毕后再行种植手术。

### （六）活动期牙周炎

牙周炎病史是种植体周围炎等重要风险因素。上颌前牙区余留牙的牙周炎经牙周系统治疗后，若病情得到控制，则可进行翼上腭种植修复，但是如果余留牙牙周炎处于进展期，口腔处于感染状态，则禁止种植手术。待经过治疗进入静止性的修复期，口腔环境改善之后才能进行翼上颌种植术。

## 第 3 节　总结

许多因素会影响翼上颌种植体的骨结合，增加治疗失败或并发症的风险。但是几乎没有绝对的口腔种植治疗禁忌证。因为许多情况下，植入手术的风险是可控的，且种植牙所带来的生活质量的提高和功能益处是巨大的。此时，全身疾病的控制程度要比疾病本身的性质重要得多，在植入治疗之前，应建立个性化的医学疾病控制。但要注意的是，疾病控制往往伴随着用药和一些并发症，这些都可能是不利于种植体骨结合的因素，因此在术后也应密切关注这部分人群的预后情况。若出现无菌性松动、种植体周围炎症或其他机械并发症等状况需要及时处理。

# 参考文献

[1] Al-Thobity AM, Wolfinger GJ, Balshi SF, et al. Zygomatic implants as a rehabilitation approach for a severely deficient maxilla[J]. Int J Oral Maxillofac Implants, 2014, 29(6): e283-e289.

[2] Bidra AS, May GW, Tharp GE, et al. Pterygoid implants for maxillofacial rehabilitation of a patient with a bilateral maxillectomy defect[J]. The Journal of oral implantology, 2013, 39(1): 91-97.

[3] Leles CR, Leles JLR, De Paula Souza C, et al. Implant-supported obturator overdenture for extensive maxillary resection patient: a clinical report[J]. Journal of prosthodontics : official journal of the American College of Prosthodontists, 2010, 19(3): 240-244.

[4] 宿玉成. 现代口腔种植学（第一版）[M]. 北京：人民卫生出版社, 2004: 431.

[5] Aghaloo T, Pi-Anfruns J, Moshaverinia A, et al. The Effects of Systemic Diseases and Medications on Implant Osseointegration: A Systematic Review[J]. The International journal of oral & maxillofacial implants, 2019, 34: s35-s49.

[6] Bahat O. Osseointegrated implants in the maxillary tuberosity: report on 45 consecutive patients[J]. The International journal of oral & maxillofacial implants, 1992, 7(4): 459-467.

[7] Diz P, Scully C, Sanz M. Dental implants in the medically compromised patient[J]. Journal of dentistry, 2013, 41(3): 195-206.

[8] Mombelli A, Cionca N. Systemic diseases affecting osseointegration therapy[J]. Clinical oral implants research, 2006, 17 Suppl 2.

[9] Van Steenberghe D, Quirynen M, Molly L, et al. Impact of systemic diseases and medication on osseointegration[J]. Periodontology 2000, 2003, 33: 163-171.

第 5 章

# Guidelines for Pterygomaxillary Implant Surgery

外科操作指南

# GUIDELINES FOR PTERYGOMAXILLARY IMPLANT SURGERY

## 第 5 章 外科操作指南

翼上颌种植治疗对于口腔全科医生有一定的技术敏感性，本章将从临床操作角度介绍翼上颌种植的基本手术流程，旨在帮助临床医生能够独立开展翼上颌区种植手术。本章将从基本原则、种植位点和植入角度、相关影响因素和临床治疗程序等方面进行阐述。此外，笔者团队选取了于我院就诊的 124 例上颌后牙区缺牙患者的 CBCT，测量并记录了对翼上颌种植有临床价值的数据，希望能弥补该领域我国循证医学证据缺乏的短板，并为临床医生制订治疗方案提供切实可信的临床数据。

## ▌ 第 1 节  基本原则

翼上颌种植技术是利用上颌结节 - 锥突 - 翼突所组成的骨性空间来容纳牙种植体的技术，开展该技术必须按照安全、微创和遵循修复为导向的基本原则。在开始种植手术之前必须根据患者的术前影像学数据做好详细的治疗计划、熟悉相关的解剖结构，特别是关注翼突内外侧板融合处 / 锥突最低点（PM 点）、翼上颌裂最低点（PF 点）、上颌动脉和腭降动脉的位置，避免术中并发症的产生。建议在数字化分析软件中对影像学数据和光学数据进行拟合，确定最佳修复体的形态和位置，再以修复为导向的原则确定翼上颌区最佳的种植体三维位置（图 5-1-1）。此时，临床医生可以选择输出治疗计划进行外科手术导板的设计和生产，并在外科导板引导下进行种植体植入（详见第 6 章），也可以选择进行自由手植入。无论选择何种手术方式，笔者都强烈建议术前在软件中进行方案设计和虚拟植入，这将很大程度上有助于提高手术精确度和减少术中并发症的产生。

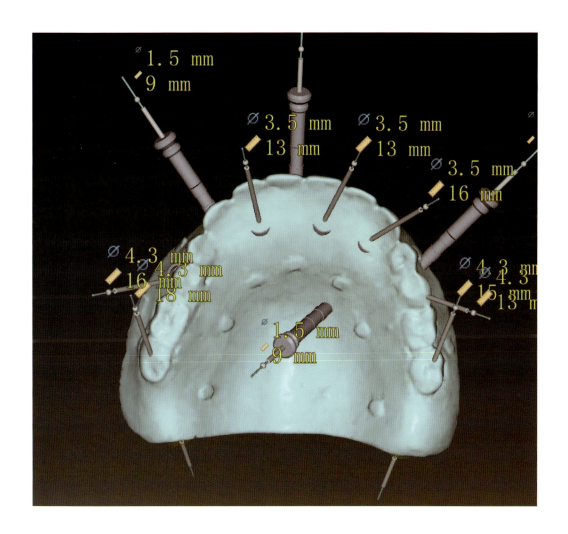

图 5-1-1　上颌无牙颌患者，首先制作放射导板确定排牙和咬合，并根据预期修复体设计
最佳的种植体三维位置和固位钉位置

## 一、种植位点和植入角度

种植体穿出位点是确定翼上颌种植体三维位置设计的第一步。由于每位患者的上颌窦气化程度和上颌结节剩余牙槽骨量均有较大差异，种植体的穿出位点应根据患者的实际情况做个性化调整。总体来说，翼上颌种植体穿出位点应位于第一磨牙远中和上颌结节最后点（MT 点）之前，同时需要参考上颌窦气化范围、翼上颌种植类型选择、未来修复体形态和咬合空间进行细微调整。文献报道翼上颌区种植体的近远中向（相对于 Frankfort 平面）植入角度多在 45°～ 70°之间，而颊腭向（相对于 Frankfort 平面）植入角度多在 6°～ 12°之间。

## 二、上颌窦对种植位点和植入角度的影响

为了避免翼上颌种植体穿入上颌窦，种植体的穿出位点需要根据上颌窦气化范围进行相应的调整：上颌窦气化范围波及远中程度较大时，则翼上颌种植体的植入位点应靠近远中，且植入倾斜度需要相应减少（相对于 Frankfort 平面夹角增大），而上颌窦气化范围波及远中程度较小时，则翼上颌种植体的植入位点应靠近近中，且相应增大植入倾斜度，以便充分利用上颌结节骨量以植入足够长度的种植体。

## 三、翼上颌种植体类型对种植位点和植入角度的影响

在第 3 章中我们详细介绍了翼上颌种植体的不同类型和各自的优缺点，根据患者个性化的临床条件和需求（骨质条件和负载时机等），临床医生应当在种植手术开始之前做好详尽的临床计划，确定为患者选择何种类型的翼上颌种植体。

### （一）上颌结节种植设计

当临床医生选择进行上颌结节种植时，首要的考虑是尽可能利用上颌结节的剩余骨量以容纳尽可能长的种植体（此时无须调整种植体颊腭侧倾斜度，与牙槽嵴保持平行即可）。在同样的骨量条件下，应当适当增大上颌结节种植体的倾斜度并将种植体穿出位点往近中设计（图 5-1-2）。笔者的建议是种植体穿出位点应在确保植入倾斜度 ≤ 45°且不会穿入上颌窦的前提下，尽可能地靠近第二磨牙区域。进行该建议的原因有三：

（1）首先，将种植体穿出位点调整到更近中的位置，有利于种植体植入术和上部结构修复的操作便利性，对患者张口度的要求降低。

（2）其次，这样的设计有助于保留翼上

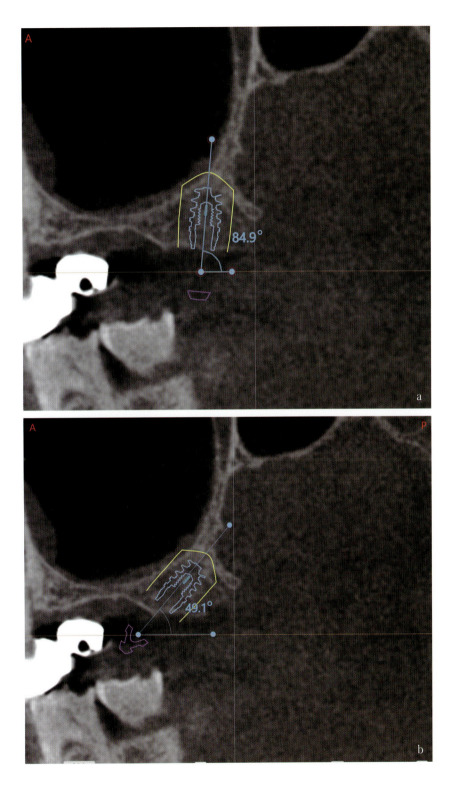

图 5-1-2a　上颌结节种植体三维位置设计：植入位点靠近远中，种植体近远中向倾斜度
（M-D°）与 Frankfort 平面夹角为 84.9°

图 5-1-2b　上颌结节种植体三维位置设计：植入位点靠近近中，种植体近远中向倾斜度
（M-D°）与 Frankfort 平面夹角为 49.1°

颌远中足够的牙槽骨量，虽然没有相关的文献报道，但笔者的临床经验显示，应当确保种植体远中至少有 5mm 的骨量（若假定种植体直径为 4mm，则种植体穿出位点距离 MT 点应至少保留 7mm 骨量），这是为了确保翼上颌种植体颈部远中有足够的剩余骨支持。由于上颌结节处牙槽骨骨质极为疏松，如果种植体远中颈部剩余骨支持不足，有可能在植入过程中发生远中剩余牙槽骨骨折，导致种植体初期稳定性丧失或种植体脱位（详见第 7 章）。

（3）最后，种植体穿出位点靠近第二磨牙将更有利于咬合力的负载和分散，尤其是需要进行即刻负载的情况下，通常将即刻修复体设计成舌侧集中𬌗或颊侧集中𬌗等（详见第 8 章）。这一设计原则对上颌结节种植体和翼突种植体都同样适用。

## （二）翼突种植设计

当临床医生选择植入翼突种植体时，首先需要确定的是种植体根尖的位置，理想的区域为翼突和上颌体后面交界处，其上界为翼上颌裂最低点（PF 点）（图 5-1-3），下界为翼突内外侧板融合处 / 锥突最低点（PM 点）（图 5-1-4）。当设计种植体根尖靠近 PF 点时（植入方案 a）（图 5-1-5），那么种植体在牙槽嵴顶位点会更靠近远中，且植入角度与 Frankfort 平面的夹角较大（接近或大于 70°），其优点是可以容纳的种植体长度更为理想，且种植体倾斜度小，远期生物力学并发症发生的风险较小，而其缺点是造成腭降动脉损伤的风险增高（PF 点与腭降动脉的距离较近，详见第 2 章），需要在术前做好详细的方案设计。设计种植体根尖靠近 PM 点时（植入方案 b）（图 5-1-6），那么种植体在牙槽嵴顶位点与上颌结节种植体的位点十分接近，植入角度与 Frankfort 平面的夹角较小（接近或小于 55°），其优点是造成知名动脉损伤的风险较低，缺点是存在种植体掉入翼突窝的风险（详见第 7 章），因此需要精确设计种植体预备深度，避免过深地备洞。值得一提的是，在很多临床病例中，PF 点 -PM 点区域内有理想骨宽度（≥ 5mm，假定种植体根尖直径为 3mm，周围至少确保 1mm 的骨包绕）的范围是极为有限的，在实际病例中，翼突种植体根尖中心通常会选择在 PF 点 -PM 点区域内骨宽度最理想的部位，并根据上颌窦形态和修复体形态做细微调整。

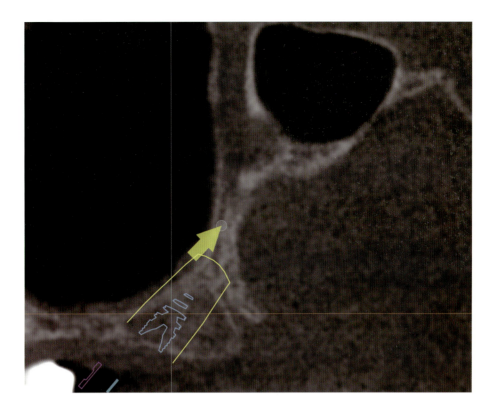

图 5-1-3　可在矢状面水平观察翼上颌裂的最低点，如图示黄色箭头处为 PF 点

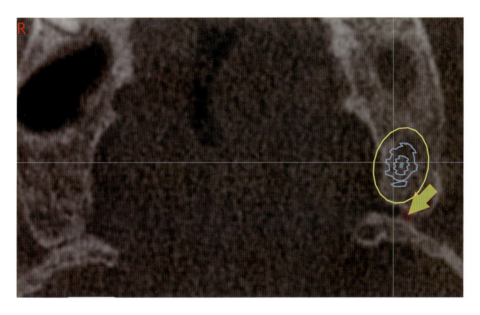

图 5-1-4　可在横断面水平观察翼突内外侧板融合处 / 锥突最低点，如图示黄色箭头处为 PM 点

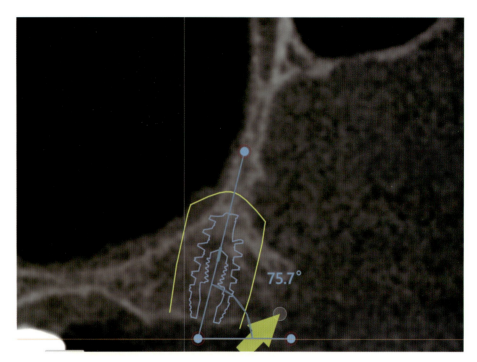

图 5-1-5　翼突种植体植入方案 a，种植体近远中向倾斜度（M-D°）与 Frankfort 平面夹角为 75.7°

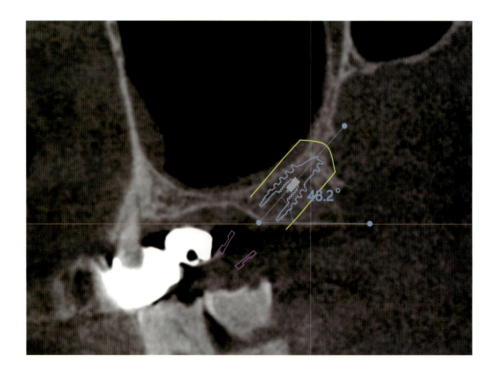

图 5-1-6　翼突种植体植入方案 b，种植体近远中向倾斜度（M-D°）与 Frankfort 平面夹角为 48.2°

## 第 2 节　中国患者临床数据分析

　　由于人种差异对上颌窦气化和上颌结节剩余牙槽骨骨量的影响较大，笔者希望提供一些符合中国人解剖条件的临床数据，以期为翼上颌区的手术提供更为翔实的理论基础。笔者团队测量了 124 例中国患者（平均年龄 54.8 岁，27～87 岁）的 CBCT 数据，进行了上颌后牙缺牙区的虚拟翼突种植体植入，测量了对翼上颌种植体定位有帮助的相关参数，为翼上颌种植术提供数据参考，具体数据如下：

## 一、MT-PF 距离

　　即上颌结节最后点到翼上颌裂最低点距离，这是翼上颌区能容纳种植体长度的参考距离，平均 MT-PF 距离为（17.9±3.7）mm（图 5-2-1）。这一距离与之前的研究发现的蒙古人种的数据相似［日本男性的平均 MT-PF 距离为（18.4±4.3）mm、女性为（19.0±3.5）mm］，而高加索人种（西班牙人）的平均 MT-PF 距离为（22.2±1.6）mm，可见该骨性空间存在人种差异。

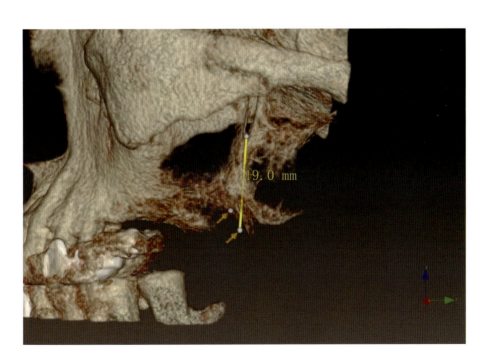

图 5-2-1　翼上颌裂最低点（PF 点，上方灰色小点）与上颌结节最后点（MT 点，下方灰色小点）之间距离：19.0mm

## 二、I-MT 距离

即种植体位点（I点）至上颌结节最后点（MT点）之间的距离。在第7章中我们将分析上颌结节远中部分牙槽骨骨折的风险，因此笔者建议在选择种植体植入位点时必须考虑保留种植体位点（I点）至上颌结节最后点（MT点）之间充足的骨量。

以植入直径4mm的种植体为例，笔者建议种植体远中到MT点距离至少预留5mm骨量，即I-MT距离至少应为7mm（种植体半径为2mm）。此外，当上颌结节骨质极为疏松时，应当将种植体植入位点适当向近中调整。

在保证I-MT距离不小于7mm的前提下，我们在Nobel Clinician软件尝试不穿入上颌窦而完成理想三维位置的虚拟植入，首先标定Frankfort平面作为参考平面（图5-2-2），并测量两种临界状态翼突种植体的骨性数据（即以植入方案a，以与Frankfort平面成较大的角度植入种植体，且种植体根尖位于PF点；植入方案b，以与Frankfort平面成较小的角度植入种植体，且种植体根尖位于PM点）。采用方案a时，I-MT距离为（8.1±1.2）mm（图5-2-3）；采用方案b时，I-MT距离为（11.2±0.9）mm（图5-2-4）。该数据有助于临床医生选择合适的种植体植入位点。

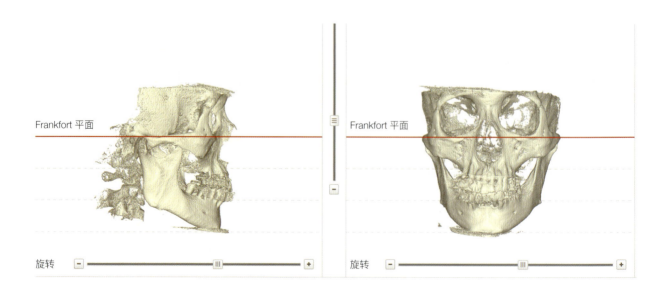

图 5-2-2 Frankfort 平面的标定

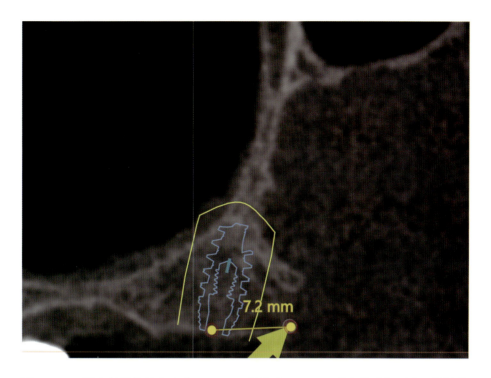

图 5-2-3　翼突种植体植入方案 a，I-MT 距离为 7.2mm，黄色箭头标示为上颌结节最后点（MT 点）

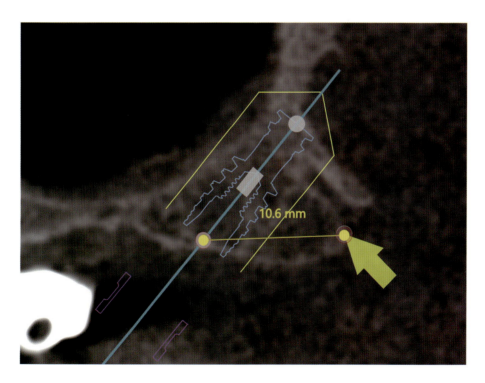

图 5-2-4　翼突种植体植入方案 b，I-MT 距离为 10.6mm，黄色箭头标示为上颌结节最后点（MT 点）

## 三、近远中向植入角度（M-D°）

即翼突种植体在近远中向上与 Frankfort 平面的夹角，采用方案 a 时，平均 M-D°为（63.0±9.0）°（图 5-1-5）；采用方案 b 时，平均 M-D°为（44.8±7.6）°（图 5-1-6），这一数据与之前文献报道 M-D°倾斜度范围（45°～70°）较为相似。该数据有助于临床医生选择合适的种植体植入近远中向倾斜度。

## 四、颊腭侧植入角度（B-P°）

即翼突种植体在颊腭侧上与 Frankfort 平面的夹角，采用方案 a 与 b 时，两者的 B-P°基本相似，平均倾斜度为（17.5±1.7）°（图 5-2-5），这一数据略高于之前文献报道 B-P°倾斜度范围（6°～12°）。该数据有助于临床医生选择合适的种植体植入颊腭侧倾斜度。

## 五、PM-PF 距离

即翼突内外侧板融合处 / 锥突最低点（图 5-1-3）到翼上颌裂最低点距离（图 5-1-4），这是翼突种植体根尖穿出位点的下界与上界，平均 PM-PF 距离为（13.4±3.1）mm（图 5-2-6）。该距离有助于临床医生选择合理的植入角度。

## 六、密质骨厚度

即可固定种植体根尖部的密质骨厚度，通常需要进行种植体虚拟植入后，根据种植体植入角度进行测量（图 5-2-7），平均密质骨厚度为（3.5±1.2）mm。该厚度有助于临床医生判断翼突种植根尖所能提供的初期稳定性。

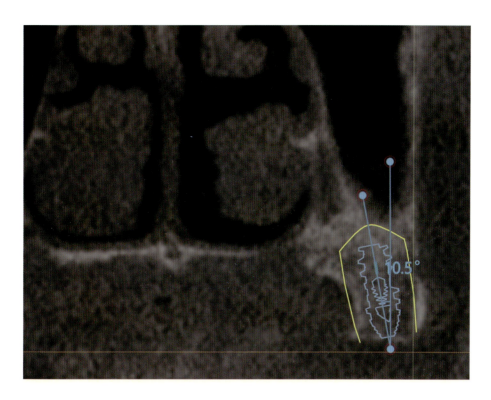

图 5-2-5　翼突种植体虚拟植入后可在冠状面测量 B-P° 与 Frankfort 平面夹角为 10.5°

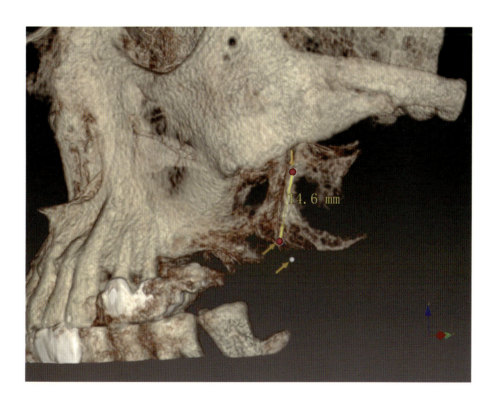

图 5-2-6　翼上颌裂最低点（PF 点，上方红色小点）与翼突内外侧板融合处 / 锥突最低点（PM 点，下方红色小点）之间距离：14.6mm

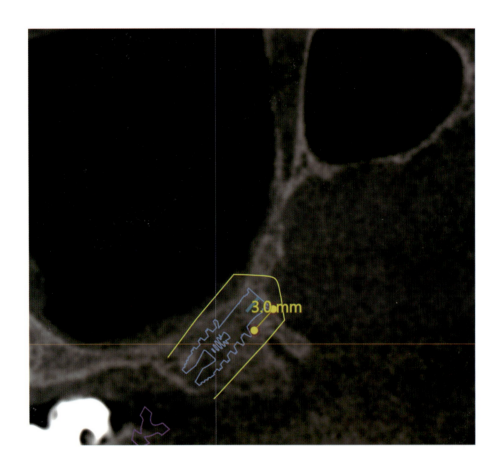

图 5-2-7　矢状面测量种植体根尖密质骨厚度为3.0mm

## 第 3 节　临床治疗程序

在本章节的介绍中，将使用 Nobel Clinician 软件进行术前设计，并以植入 Nobel Active 4.3mm 直径的种植体为例，具体介绍翼上颌种植的临床治疗程序。

### 一、治疗计划制订

在临床治疗开始前，需要进行详细的临床和影像学检查。临床检查包括缺牙区牙槽骨宽度、角化龈宽度、对颌牙情况和咬合情况。对于局部牙列缺失的患者，应用大视窗的 CBCT 检查可以满足种植体三维位置的初步设计，而上半口无牙颌患者则可以考虑先行制作带有放射标志点的活动义齿或利用患者原有活动义齿进行放射标志点制作，随后佩戴活动义齿进行 CBCT 拍摄，以为设计翼上颌种植体三维位置提供必要的咬合和牙位信息。

结合临床和影像学检查信息，在数字化软件中设计翼上颌种植体三维位置是提供手术成功率和降低术中并发症的有效手段，必要时可以打印头颅三维模型进行虚拟外科植入。笔者通常会使用 Nobel Clinician 软件标记腭降动脉走行（图 5-3-1 展示了利用 Nobel Clinician 软件进行腭降动脉标记和种植体设计的过程）并完成种植体三维位置设计并记录以下参数：种植体位点（I 点）与 MT 点之间的距离（I-MT）、I 点对应下颌的牙位（若对颌存在牙列）、种植体近远中向倾斜度（M-D°）、种植体颊腭向倾斜度（B-P°）、种植体长度、种植体根尖到 PF 点距离和种植体与腭降动脉最近距离。这些参数对于术中种植体定位和避免并发症具有重要意义。

### 二、术前准备

由于可能的上颌窦穿通和局部肌肉损伤风险，建议患者在术前 1 小时服用预防性抗生素和止痛药以降低可能的术后感染和种植体早期失败风险。术前 5 分钟建议使用 0.12% 的氯己定漱口液进行 1 分钟含漱以降低口内菌群水平。手术椅位应当调节成接近水平状态并略低于术者手肘水平，患者的头位应当保持轻微后仰状态以提供良好的术野，若计划行左侧翼上颌种植术则要求患者头位向右侧旋转，反之亦然。在常规的牙槽嵴顶浸润麻醉后应补充进行颊侧前庭沟和腭大孔处的局部麻醉，若麻醉效果不佳可以考虑进行上颌阻滞麻醉。

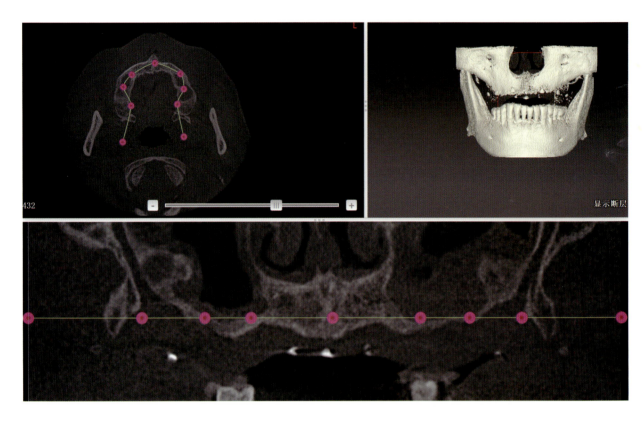

图 5-3-1a 选择合适的全景曲线以获得腭降动脉的清晰影像（横断面），切换到全景视窗即可观察到清晰腭降动脉走行

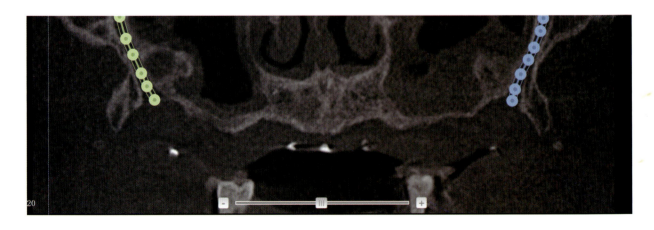

图 5-3-1b 利用标记神经管功能对腭降动脉进行标记

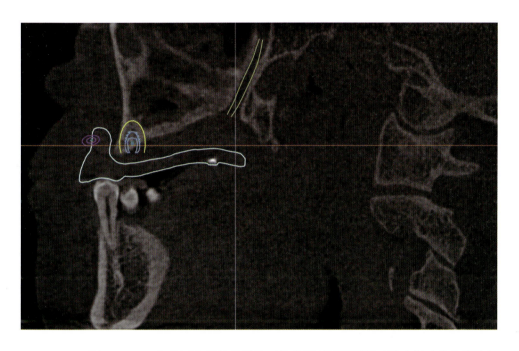

图 5-3-1c　矢状面上设计种植体三维位置时可见腭降动脉走行（黄色线段）

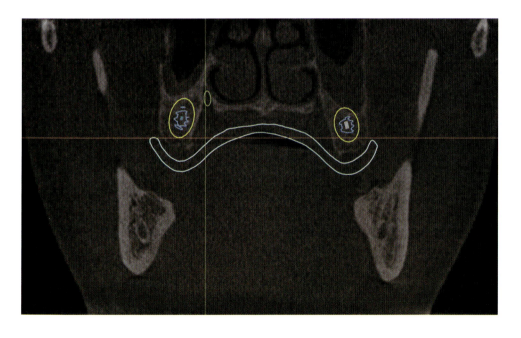

图 5-3-1d　冠状面上设计种植体三维位置时可见腭降动脉走行（左侧种植体内侧淡黄色小圈）

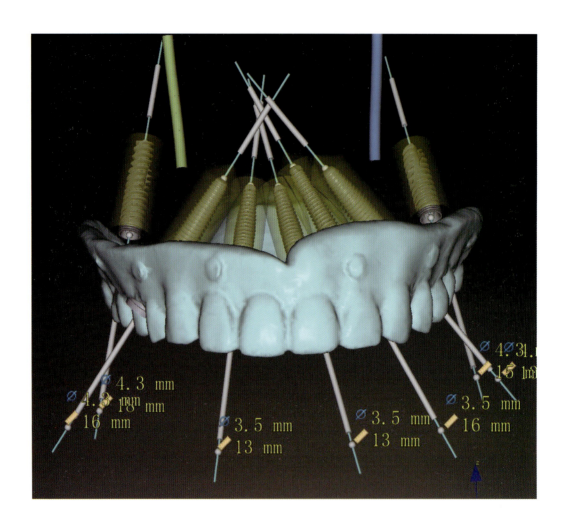

图 5-3-1e　完成 6 颗种植体三维位置设计后可清楚观察与双侧腭降动脉的相对距离（正面观）

## 三、切口与定点

　　翼上颌种植体手术的切口范围要求延伸至上颌结节远中（图 5-3-2a），翻瓣暴露上颌结节，可用手触摸确定 MT 点或充分翻瓣暴露 MT 点，根据术前确定的 I-MT 距离进行定点（图 5-3-2b），若对颌存在牙列也可参考对应牙位辅助定位。在进行左侧翼上颌种植术时，支点的选择应当在患者的中切牙区域，而在进行右侧翼上颌种植术时，则可以选择口外支点。无论是定点或者种植体窝洞预备的过程中，都建议使用延长杆以获得更佳的术野和角度控制（图 5-3-2c），可以预备颈部 4mm 后使用导向杆确定备洞角度是否合适（图 5-3-2d）。

## 四、备洞与骨挤压

　　随后，临床医生应当根据术前确定的种植体植入倾斜度，以殆平面（或牙槽骨平面）为参考平面（若术前设计种植体长轴与 Frankfort 平面夹角为 70°，则通常与殆平面夹角成 60°，需以 30° 的常规倾斜度进行种植体窝洞的预备，可以在术前精确测量植入倾斜度）进行近远中向倾斜度的确定，并根据腭降动脉的走行确定颊侧向的倾斜度（通常种植体根尖偏腭侧 6°～ 12°）。在自由手操作的情况下，临床医生对备洞的倾斜度掌控有一定的技术敏感性，推荐在熟练掌握常规"All-on-4"手术后才能进行该操作。通常首先将钻针摆放到垂直于牙槽骨平面的位置，并根据预设计的倾斜度调整钻针方向。由于使用了延长杆，在备洞过程中需要注意水冷的情况，同时有任何落空的感觉都应立刻停止备洞，并使用测量杆进行探查。

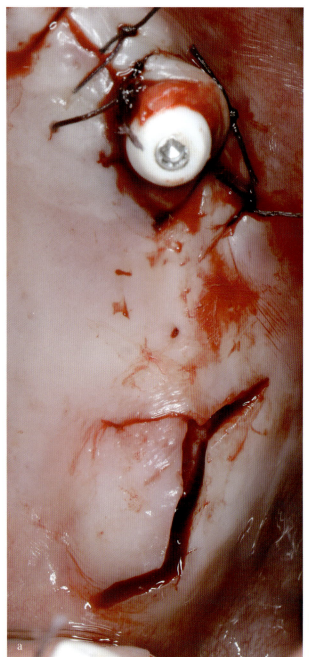
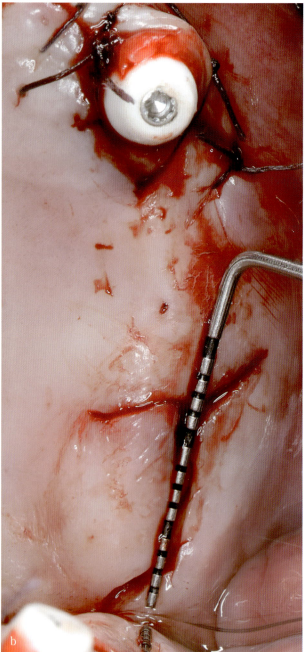

图 5-3-2a　切口设计

图 5-3-2b　根据术前计划测量至 MT 点距离以确定种植体植入位点

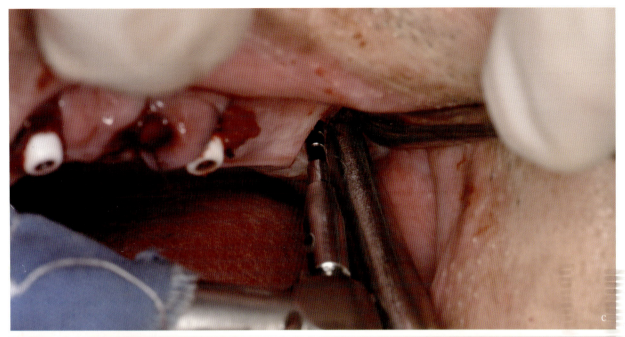

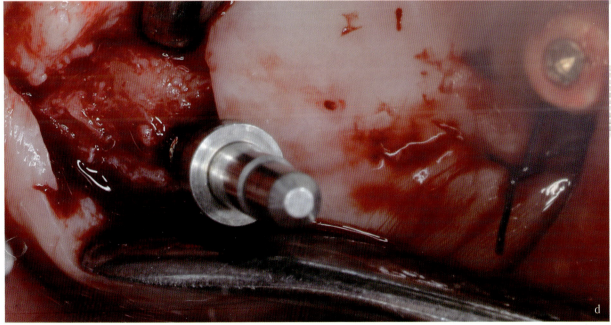

图 5-3-2c　使用延长杆以获得更佳术野和角度控制

图 5-3-2d　导向杆确定预备角度

在完成先锋钻预备后，建议使用骨挤压器进行进一步的扩孔（图5-3-3），这可以有效避免术中出血等并发症，并增加局部的骨密度以帮助增加种植体的初期稳定性。以植入Nobel Active 4.3mm直径的种植体为例，在完成直径2.0mm先锋钻预备后，可以使用最大直径为2.4～2.8mm的锥形骨挤压器通过敲击的方式挤压到设计深度，若局部骨质极为疏松，可以仅挤压颈部2mm左右的深度。借助于Nobel Active系统的大锥度和深螺纹设计，结合骨挤压技术和差级备洞技术可以有效帮助种植体在翼上颌区获得良好的初期稳定性。在进行翼突种植体植入时，翼突融合处骨密度较高，骨挤压器常无法预备到根尖区域，可以在使用完骨挤压器后再用较细的麻花钻于翼突融合处进行扩孔。建议确保种植体根尖与备洞直径级差在0.4mm之内。以植入Nobel Active 4.3mm直径的种植体为例，该种植体根尖直径为3.2mm，因此在使用1号钻（直径：2mm）预备全程后，使用骨挤压器扩大预备窝至2.8～3.5mm后，再次使用3号钻（直径：2.8/3.2mm）将翼突融合成预备到2.8mm，以防止种植体根尖极差过大无法就位的现象发生。

## 五、种植体植入

笔者建议在种植体植入初期使用机用方式植入上颌结节种植体（图5-3-4a），这将有助于减少手动植入过程中可能对种植体产生的侧向应力，造成上颌结节区较为疏松的牙槽骨的局部小骨折和塌陷，即使在最后手动植入种植体到设计深度的阶段，也应尽可能避免对种植体施加偏离轴向的力。

通常在翼上颌种植体植入到位时，种植体远中平齐牙槽骨面，而近中位于牙槽骨下1～2mm，此时可以使用Nobel系统提供的Bone Mill进行颈部牙槽骨的平整。根据种植体初期稳定性和负载方案选择安装复合基台或覆盖螺丝，并缝合伤口（图5-3-4b）。

## 六、术后注意事项

在完成翼上颌种植手术后，应拍摄全景片或CBCT确认种植体植入三维位置，嘱患者服用3天抗生素，1周内使用0.12%氯己定含漱，7～10天后拆除缝线，并进行相应的口腔卫生宣教。若术中有上颌窦穿通的并发症，建议患者患侧鼻腔应用抗生素滴鼻液行局部抗感染治疗。

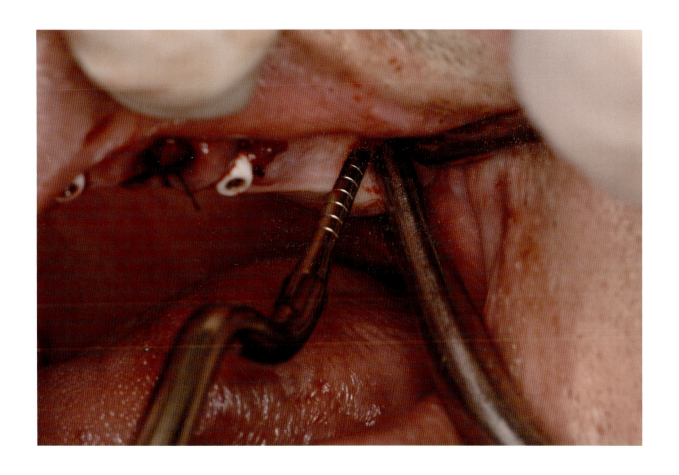

图 5-3-3　使用骨挤压器进行后续预备

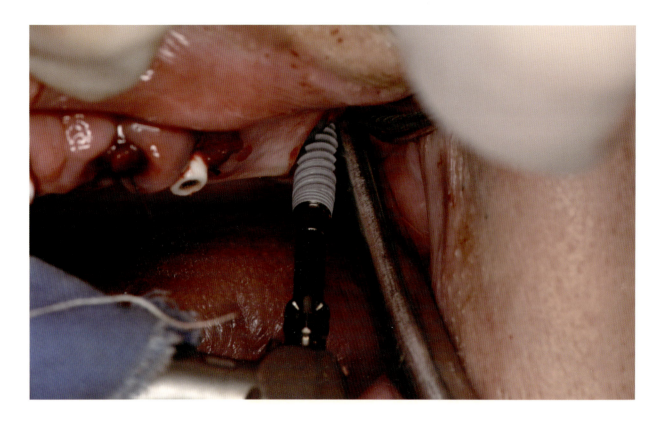

图 5-3-4a　使用机用方式植入种植体

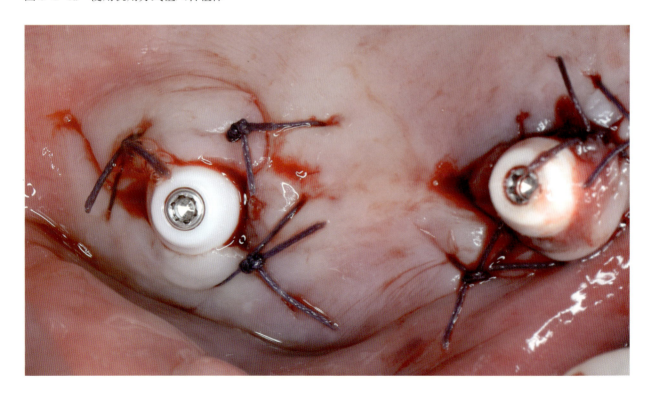

图 5-3-4b　使用间断缝合关闭伤口

## 参考文献

[1] Romanos GE. Implant Therapy: Clinical Approaches and Evidence of Success (Second Edition)[J]. Implant Dentistry, 2019, 28(6): 522.

[2] Fernández Valerón J, Fernández Velázquez J. Placement of screw-type implants in the pterygomaxillary-pyramidal region: surgical procedure and preliminary results[J]. The International journal of oral & maxillofacial implants, 1997, 12(6): 814-819.

[3] Uchida Y, Yamashita Y, Danjo A, et al. Computed tomography and anatomical measurements of critical sites for endosseous implants in the pterygomaxillary region: a cadaveric study[J]. International journal of oral and maxillofacial surgery, 2017, 46(6): 798-804.

[4] Lee SP, Paik KS, Kim MK. Anatomical study of the pyramidal process of the palatine bone in relation to implant placement in the posterior maxilla[J]. J Oral Rehabil, 2001, 28(2): 125-132.

第6章

# Guided Implant Surgery

数字化外科应用

# GUIDED IMPLANT SURGERY

## 第 6 章　数字化外科应用

近 20 年来，得益于相关工业领域技术的进步，如 CBCT 精度大幅提高、3D 打印工艺的广泛应用及辅助数字化软件系统的开发和完善等，数字化牙科技术获得了长足的发展，也推动了数字化技术在口腔种植领域的应用。在本章中，笔者将介绍数字化静态导板技术和动态导航技术在翼上颌种植体中的应用，旨在帮助临床医生更好地应用数字化技术简化翼上颌种植体的外科操作，并提高治疗的可预期性和安全性。

## 第 1 节　静态导板技术

### 一、分类

数字化静态导板技术是指基于患者 CT 影像数据、口内模型和扫描数据确定的修复为导向的种植方案，并精确转移到患者口内，辅助临床医生进行种植体定位、窝洞预备和植入的个性化手术辅助器械（图 6-1-1）。根据其支持类型可以分为：骨支持式导板、黏膜支持式导板和牙支持式导板。根据其对临床医生的辅助内容可以分为：定位导板、半程导板和全程导板。定位导板是指仅辅助临床医生确定种植体植入位点的导板；半程导板可以辅助临床医生确定植入位点，并进行先锋钻和后续扩孔钻的预备，通常不会完成全部的扩孔程序；全程导板是指辅助临床医生完成植入位点确定、窝洞预备和种植体植入等全部外科程序的导板。临床医生可以根据病例特点和患者需求灵活选择不同类型的数字化导板。

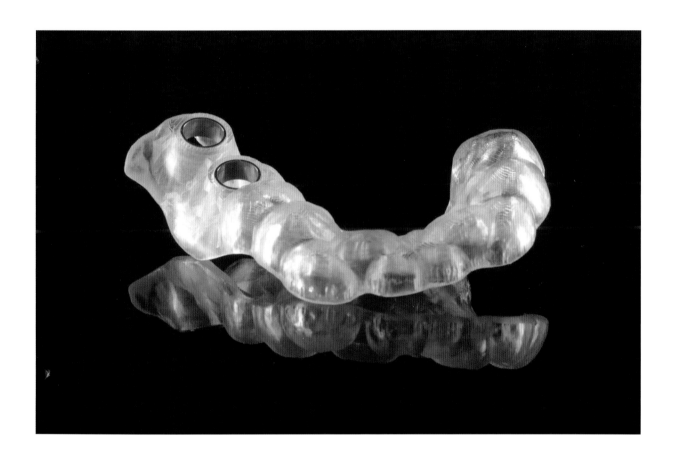

图 6-1-1　牙支持式全程导板

## 二、数字化导板在翼上颌种植中的应用

Balshi 等介绍了应用静态导板进行翼上颌种植的临床效果。研究共纳入 981 位患者共计 1608 翼上颌种植体的临床数据，累积种植体留存率为 90.80%，其中分阶段自由手植入、一阶段自由手植入和静态导板引导植入的种植体累积留存率分别为 85.94%、96.45% 和 93.38%。需要指出的是，在该研究中早期植入的种植体有大量是光滑表面种植体，这可能是导致分阶段自由手植入组累积留存率较低的可能原因。从有限的文献数据来看，应用数字化导板辅助翼上颌种植体植入的留存率与自由手植入并没有显著的临床差异。

## 三、基本流程

静态导板技术已经在临床大规模开展，因此笔者对其进行简单介绍：

### （一）临床检查

通过详细的临床检查决定翼上颌种植治疗方案和外科导板类型。

### （二）数据采集

若为局部牙列缺损的病例，且上颌余留牙无明显松动时，可以考虑选择牙支持式导板。

术前拍摄 CBCT 收集影像学数据，并常规制取口内印模或进行口内扫描收集光学数据。若为全口牙列缺失 / 终末期牙列病例，或余留牙松动明显无法提供准确固位，则须制作放射导板以提供更准确的软组织轮廓信息。可以重新制作带放射标志点的活动义齿作为放射导板，也可以利用患者旧义齿进行。

### （三）方案设计

在专用的数字化种植设计软件中，将影像学数据和光学数据进行融合，获得准确的骨组织信息和软组织轮廓，并以修复为导向的理念指导翼上颌种植体的三维位置。当完成治疗方案设计后，可以根据实际情况选择制作定点导板、半程导板或全程导板。

### （四）医患沟通

利用数字化软件进一步向患者说明治疗方案并获得认可。

### （五）种植手术

在导板引导下完成备孔和种植体植入。

## 四、优点与局限性

与传统翼上颌种植手术相比，静态导板技

术的优点有：提高手术的安全性，术前种植体三维位置设计时，可通过设定种植体周围安全区域以避开重要解剖结构，能有效减少术中严重并发症的发生；减少手术创伤，相比于自由手植入翼上颌种植体，应用静态导板技术可以显著减少翻瓣的范围。虽然从理论上讲，全程导板的应用可以使得不翻瓣的翼上颌种植技术得以实现，但是笔者仍然推荐临床医生做小范围的翻瓣以修正导板误差造成的影响；搭建医患沟通的桥梁，借助于数字化技术可以更好地向患者展示种植治疗方案，并告知患者手术的安全性极高。

数字化静态导板技术仍存在一定的局限性：①导板手术误差。无论是半程导板或是全程导板，从术前设计到最终种植体植入的过程仍存在一系列客观的误差，尤其是上颌结节处牙龈较厚造成导板就位误差的现象在翼上颌种植中并不罕见，可能造成术中导板就位不准确和种植体植入三维位置偏差等并发症。②种植方案无法改变。静态导板技术的主要局限性在于一旦术前确定了治疗方案，临床医生无法根据临床实际情况做相应调整。③骨灼伤风险增加。在应用导板辅助窝洞预备时，钻针水冷会受到不利的影响，造成骨灼伤风险增加，必须注意术中的钻针提拉和转速控制。

## ▍第 2 节　动态导航技术

### 一、发展历史

动态导航技术辅助种植体植入是指通过空间定位技术，使用光学定位追踪系统，在手术中确定手术器械与患者的相对空间位置关系，并通过空间配准技术与术前 CBCT 融合显示在一起，实时精准引导手术进行，同时可以实现手术器械的可视化与实时跟踪。动态导航技术在医学领域应用经历了近 30 年的历史。

20 世纪 60 年代末，Godfrey Hounsfiled 和 Allan Cormack 开发了能得到软硬组织三维影像的计算机断层扫描技术（computed tomography, CT）。20 世纪 70 年代末，有学者着手研发将探针精确引导至 CT 上目标位置的交互式软件，随后将其运用于脑深部脓肿的抽吸中，该种微创技术大大降低了手术的外科风险。1992 年，来自加拿大安大略省的医疗团队首次在神经外科手术中采用实时动态导航技术。在接下来的几年里，该技术逐步扩展至头颅、鼻窦、脊椎、关节内镜等多个领域，并在 21 世纪初期成为神经外科手术不可或缺的技术之一。

口腔种植领域动态导航技术的发展始于 1988 年 Columbia Scientific 公司将 CT 技术的引入，该公司随后于 1993 年推出 CT 三维影像虚拟植入种植体的软件 SimPlant。1995 年，Ploder 等尝试在口腔种植手术中采用电磁定位导航技术，Wittwer 等随后于 1999 年对其技术进行了改良。2000 年，第一个正式运用于口腔种植领域的动态导航系统被推出（图 6-2-1）。该技术通过计算机配准将患者实体和包含植入计划的三维影像匹配在一起，通过定位系统实时显示牙科钻针在骨内的轴向及深度，辅助种植窝的预备。

然而，最初的导航设备由于操作复杂、体积庞大等缺点限制了其在临床运用的前景。近年来，经过软硬件的改进，锥形束 CT（cone beam computed tomography，CBCT）的普及，以及口腔种植导航系统的精度不断提升，出现了众多能满足口腔种植临床医生要求的品牌，其中包括加拿大 ClaroNav 公司 Navident 系统、美国 X-Nav Technologies 公司 X-Guide 系统、美国 Image Navigation 公司 IGI 系统以及奥地利维也纳大学的 VISIT 系统等。目前，我国临床上大多采用国内迪凯尔公司自主研发的易植美种植导航系统（表 6-2-1）。

## 二、精度

目前，尚没有利用动态导航技术进行翼上颌种植体植入的高级别科学文献报道，因此笔者总结了利用动态导航技术进行口腔种植的总体精度数据为临床医生提供参考。现有的文献证据显示，动态导航引导的种植体植入三维精度显著高于自由手植入。Jorba-García 等对试验人员在模型上学习使用动态导航行种植术进行了探究。结果显示，相较于自由手，试验人员使用动态导航后在三维止点（1.33mm vs 2.26mm）及角度误差（1.6° vs 9.7°）上均有显著性的表现。临床试验方面，Aydemir 等得到了与模型实验相似的结果，动态导航的三维起止点误差、角度误差均高于自由手，分别为 1.01mm vs 1.70mm、1.83mm vs 2.51mm、5.59mm vs 10.04mm，均有统计学意义。这显示了与传统自由手的手术方式对比，数字化导航技术引导下的种植手术能达到更好的精准度。也有学者对仅在导航下备洞和全程导航引导下的种植对精确度的影响进行了探究。Block 等对在导航引导下仅备洞与导航引导下全程植入孰优进行了探究，结果显示，全程导航植入组的三维起止点误差、角度误差均小于备洞组（1.16mm vs 1.31mm，1.29mm vs 1.52mm，2.97mm vs 3.43mm），且均具有统计学意义，证实了在导航下全程植入具有更高的准确性。表 6-2-2 总结了文献报道动态导航技术与自由手植入种植体之间的精度差异。

**19 世纪末期**

X 射线

**20 世纪 60 年代末**

计算机断层扫描技术

**20 世纪 70 年代末**

将探针精确引导至 CT 上目标位置的交互式软件（用于脑部脓肿的抽吸）

**1988 年**

CT 技术引入牙科领域

**1992 年**

首次在神经外科手术中采用实时动态导航技术

**1993 年**

术前种植体虚拟植入 CT 三维影像的软件 SimPlant

**1995 年**

在口腔种植手术中采用电磁定位导航技术

**随后几年**

扩展至头颅、鼻窦、脊椎、关节内镜等多个领域

**2000 年**

第一个正式运用于口腔种植领域的动态导航系统

**21 世纪**

神经外科手术常规技术

图 6-2-1　动态导航在口腔种植领域的发展历程

表 6-2-1  导航系统汇总

| 导航系统 | 公司 | 网站 |
| --- | --- | --- |
| Navident | ClaroNav，加拿大 | www.claronav.com |
| X–Guide | X–Nav Technologies，美国 | www.x-navtech.com |
| IGI | Image Navigation，美国 | www.image-navigation.com |
| RoboDent | Robodent，德国 | www.robodent.de |
| IRIS–100 | EPED，中国台湾 | www.epedmed.com |
| ImplaNav | BresMedical，澳大利亚 | www.bresmedical.com |
| VISIT | 维也纳大学，奥地利 | — |
| 易植美（Yizhimei） | 迪凯尔，中国 | www.digital-care.com |
| VectorVision Compact (VVC)* 或 VectorVision* | BrainLAB，德国 | www.brainlab.com |
| Treon* | Medtronic，美国 | www.medtronicnavigation.com |
| ARTMA Virtual Patient** | ARTMA Biomedical，奥地利 | www.artma.com |
| Ondemand3D Implant** | Cybermed，韩国 | www.ondemand3d.com |
| Voxim*** | IVS，德国 | www.ivs-technology.de |

* 主要用于神经外科但也被用于口腔种植手术中
** 文献中有提及但网站上未列出相关产品
*** 网站已不可访问

表 6-2-2　动态导航技术与自由手植入种植体精度分析

| 作者 | 年份 | 组别 | 品牌 | 类型 | 数量 | 冠方误差 (mm) | 根尖误差 (mm) | 角度误差 (°) |
|---|---|---|---|---|---|---|---|---|
| Aydemir | 2020 | 导航 | Navident | 临床 | 43 | 1.01±0.07 | 1.83±0.12 | 5.59±0.39 |
| | | 自由手 | | 研究 | 43 | 1.70±0.13 | 2.51±0.21 | 10.04±0.83 |
| | | | | | | *P*<0.001 | *P*<0.001 | *P*<0.001 |
| Jorba-García | 2019 | 导航 | Navident | 模型 | 18 | 1.29±0.46 | 1.33±0.5 | 1.6±1.3 |
| | | 自由手 | | 研究 | 18 | 1.5±0.58 | 2.26±1.11 | 9.7±5.2 |
| | | | | | | *P*=0.229 | *P*=0.001 | *P*=0.000 |
| Block | 2017 | 导航 | X-Guide | 临床 | 61 | 1.78±0.76 | 2.27±1.02 | 6.50±4.21 |
| | | 自由手 | | 研究 | 61 | *P*<0.05 | *P*<0.05 | *P*<0.05 |
| Brief | 2005 | 导航 1 | RoboDent | 模型 | 15 | NR | 0.60±0.20 | 2.12±0.78 |
| | | 导航 2 | IGI | 研究 | 15 | | 0.94±0.40 | 4.21±4.76 |
| | | 自由手 | | | 15 | | 1.89±0.80 | 4.59±2.84 |
| | | | | | | | *P*<0.0001 | *P*=0.005 |
| | | | | | | | *P*=0.0005 | *P*=0.793 |
| Hoffmann | 2005 | 导航 | VVC | 模型 | 112 | NR | NR | 4.2±1.8 |
| | | 自由手 | | 研究 | 112 | | | 11±5.6 |
| | | | | | | | | *P*<0.001 |
| Pellegrino | 2019 | 导航 | ImplaNav | 临床 | 18 | 1.04±0.47 | 1.35±0.56 | 6.46±3.95 |
| | | 翻瓣 | | 研究 | 8 | 0.96±0.33 | 1.45±0.60 | 7.93±5.15 |
| | | 不翻瓣 | | | 10 | 1.10±0.58 | 1.27±0.57 | 5.28±2.60 |
| | | | | | | *P*=0.618 | *P*=0.724 | *P*=0.478 |

而动态导航与静态导板之间的手术精度差异较为接近。Mediavilla Guzmán 等分别在静态导板和动态导航技术引导下，在聚氨酯上颌模型上行种植手术，结果显示，两组在三维起止点误差（0.78mm vs 0.85mm、1.20mm vs 1.18mm）无统计学意义。临床试验方面，Kaewsiri 等将 60 位单牙缺失的患者随机分为静态导板及动态导航两组行种植术，结果显示，静态导板在三维起止点误差及角度误差在数值上稍小于动态导板（0.97mm vs 1.05mm、1.28mm vs 1.29mm、2.84° vs 3.06°），但均无统计学意义。表 6-2-3 总结文献报道动态导航技术与静态导板技术植入种植体之间的精度差异。

## 三、基本流程

笔者以迪凯尔系统为例，介绍数字化导航技术在临床操作的基本流程：

①佩戴 U 形管→②拍摄 CBCT →③种植体术前设计→④标定→⑤配准→⑥实时导航及调整（图 6-2-2）。

于 U 形管内注射硅橡胶，佩戴于缺牙区，待凝固后取下修整。患者佩戴 U 形管拍摄 CBCT，获取 Dicom 数据，导入导航系统内。

随后行虚拟治疗计划，确定种植体的型号，设计植入位置、深度及方向。手术日在患者口内放置配准装置，并在种植的另一侧采用临时材料固定参考板。将标定好的手机安装标定钻针，放置于氧化锆的基准标志点中心，依次获取各个标志点的坐标，使 CBCT 的影像与实际解剖位置进行配对。配准完成后，显示屏上将显示包含植入计划的实时影像。随后在导航系统的指导下，完成备洞和种植体的植入。对于无牙颌患者，需要在前牙区首先植入一颗种植体用以固定参考板。

## 四、导航精度的影响因素

数字化动态导航的精度受到多种因素影响，主要为 CBCT 数据、导航系统品牌、配准、跟踪定位装置、人为因素。

### （一）CBCT 数据

CBCT 的原理是利用锥形束 X 线放射源扫描物体得到二维影像，围绕 180°～360°将连续多个二维切片堆积重建后得到三维影像。其精确度受到层厚、体素、重建、患者等因素影响。

表 6-2-3　动态导航技术与静态导板技术植入种植体精度分析

| 作者 | 年份 | 组别 | 品牌 | 类型 | 数量 | 冠方误差 (mm) | 根尖误差 (mm) | 角度误差 (°) |
|---|---|---|---|---|---|---|---|---|
| Widmann | 2007 | 导航 | Treon | 模型 | 56 | NR | 0.4±0.3 | NR |
| | | 导板 1 | | 研究 | 56 | | 0.5±0.3 | |
| | | 导板 2 | | | 56 | | 0.6±0.3 | |
| | | | | | | | P>0.05 | |
| Ruppin | 2008 | 导航 1 | RoboDent | 尸体 | 40 | NR | NR | 8.1±4.6 |
| | | 导航 2 | ARTMA | 研究 | 40 | | | 8.1±4.9 |
| | | 导板 | | | | | | 7.9±5 |
| | | | | | | | | P>0.05 |
| Somogyi-Ganss | 2015 | 导航 | Navident | 模型 | 400 | NR | 1.71±0.61 | 2.99±1.68 |
| | | 自制导板 | | 研究 | 400 | | 2.32±1.18 | 8.95±4.65 |
| | | Straumann 导板 | | | 400 | | 1.71±0.86 | 3.31±1.86 |
| | | SimPlant 导板 | | | 400 | | 1.46±0.76 | 3.09±1.9 |
| | | Nobel Guide | | | 400 | | 1.91±0.94 | 4.24±1.68 |
| | | | | | | | P=0.001 | P<0.001 |
| Mediavilla-Guzman | 2019 | 导航 | Navident | 模型 | 20 | 0.85±0.48 | 1.18±0.60 | 4.00±1.41 |
| | | 导板 | | 研究 | 20 | 0.78±0.43 | 1.20±0.48 | 2.95±1.48 |
| | | | | | | P=0.6535 | P=0.9081 | P=0.0272 |
| Kaewsiri | 2019 | 导航 | IRIS | 临床 | 30 | 1.05±0.44 | 1.29±0.50 | 3.06±1.37 |
| | | 导板 | | 研究 | 30 | 0.97±0.44 | 1.28±0.46 | 2.84±1.71 |
| | | | | | | P=0.47 | P=0.94 | P=0.60 |

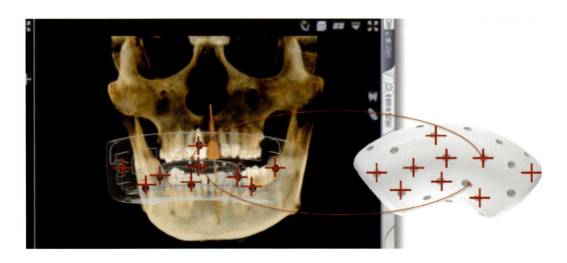

图 6-2-2a　配准用 U 形管

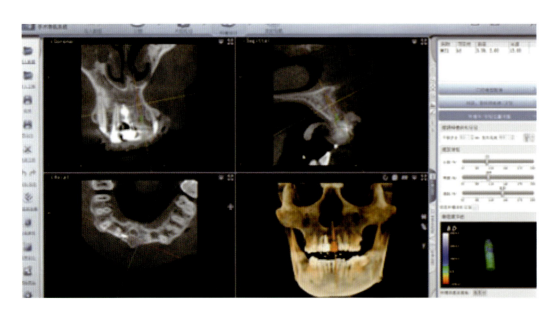

图 6-2-2b　种植体三维位置设计

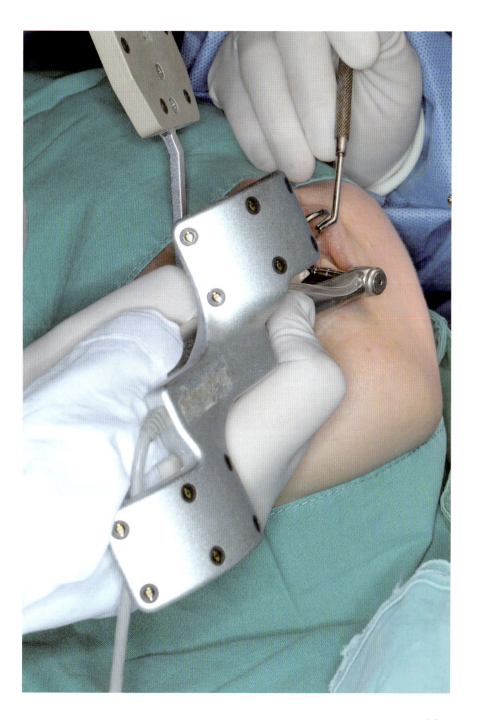

图 6-2-2c　标定与配准

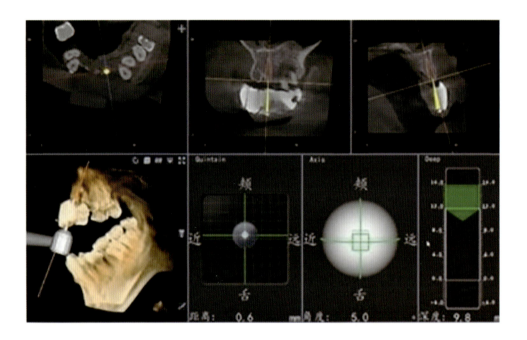

图 6-2-2d　实时导航引导下的种植体植入

### 1. 层厚

即扫描的厚度，厚度越大，梯形的伪影越多，获得数据的误差越大。文献中目前推荐的层厚是 200μm，层厚大于 1000μm 时得到的误差较大。

### 2. 体素

体素可以理解为三维结构的像素，是构成 CBCT 容积数据的三维单元，每个体素反应 X 线的吸收量，体素越大图像的三维分辨率越低。缩小体素可以提高影像质量但扫描剂量会大幅度增加。目前的体素范围为 0.08 ~ 0.4mm。

### 3. 重建

CBCT 的重建过程采用阈值分割法，即不同密度的组织对应不同的 CT 值。口腔领域主要观察高密度的骨组织及牙体组织，故在阈值选择时需选择高阈值进行重建分割掉软组织图像。但目前不同品牌对各组织的灰度值没有标准化，可能造成误差。

### 4. 患者

患者下颌骨的运动及口腔牙冠等金属修复体或正畸托槽等造成的伪影会影响成像的精确度。

### 5. 其他

CBCT 拍摄操作员的技术，CBCT 系统的软件、硬件校准，甚至电流强度均会对测量的精确性产生影响。

### （二）导航系统品牌

不同导航品牌的精度各有不同，误差在 0.35 ~ 1.33mm 间波动，但均在临床可接受范围内。Jung 等对多个品牌的导航系统进行了分析，结果显示，Treon 系统起止点误差为 0.9 mm 和 0.6mm，IGI 系统起止点误差为 0.39 mm 和 0.50mm，RoboDent 系统起止点误差 0.35 mm 和 0.47mm，VISIT 系统起止点误差 0.72 mm 和 0.99mm。ImplaNav 系统报道的三维起止点误差为 1.04mm 和 1.35mm，IRIS 系统报道的起止点误差为 1.05mm 和 1.29mm，Navident 系统报道的三维起止点误差为 0.71 ~ 1.29mm 和 1.00 ~ 1.33mm。易植美系统则经实验确定植入误差可达 0.8mm。

### （三）配准

配准是将患者口内解剖结构的 x-y-z 轴坐标与计算机上的图像一一对应的过程。配准的方式分为有标志点配准和无标志点配准，有标志点标记分为骨标记物配准、面部框架式配准、咬合夹板配准、U形管配准和解剖标志点配准。

### 1. 有标志点配准

（1）骨标志物配准

该方法植入5～6颗钛钉于上颌骨非关键部位作为标志点，因其在采集图像及术中位置均不变，被认为是配准的金标准，但这是一种侵入式的配准方式，且不适用于上颌骨骨量不足时。

（2）面部框架式配准

该方法将带有标志点的面弓固定于头部，文献报道的精确度误差在0.29～0.65mm，但实际使用中体积较大且固位较差，现临床较少使用。

（3）咬合夹板配准

该方法术前根据患者牙弓形态制作带有5～6个阻射点咬合夹板，文献报道的精度误差为1.53～1.61mm。咬合夹板配准的局限为仅可用于上颌，且遇到无牙颌的患者会出现夹板与黏膜密合不紧密的情况。

（4）U形管配准

下颌骨由于解剖的原因较难定位，学者们研发了一种联合牙支持式参考板和U形管的设计。配准方法在前文中已描述，文献报道使用该方法种植的起止点误差为1.07mm和1.35mm。该方法的局限为无牙颌患者无法固定。U形管中基准标志点所采用的材料也对精度有影响。杜宇等对U形管中的标志点材料进行了探究，实验结果显示，相较于氧化铝、氧化锆和440c不锈钢，氮化硅因伪影较少、阻射性好和耐磨性理想成为最理想的标志点材料。

（5）解剖标志点配准

该方法主要是采取自身骨性标志点或体表的标记作为基准点，随后采用手术器械对其进行配对。虽然文献中对上颌骨颧骨区模型报道的平均目标配准误差为0.93mm，但是在临床使用中由于软组织动度的原因造成的误差较大，该方法有待进一步优化。

### 2. 无标志点配准

该方法利用激光扫描术区表面，利用面部融合的原理对轮廓进行匹配。Marmulla等在患者上颌采用该方法得到的精度误差为0.8mm，但该方法同样受软组织变化的影响。

配准的理论误差包括定位配准标志误差（FLE）、配准标志配准误差（FRE）和目标配准误差（TRE）。FLE 是标志点的真实位置与拾取位置之间的误差，受人工拾取标志点的熟练程度、体素大小及光学定位系统的精度影响。

### （四）跟踪定位装置

导航的跟踪定位装置分为机械定位、超声定位、电磁定位和光学定位。

#### 1. 机械定位

机械定位即依靠机械臂定位，是最早使用在导航手术中的定位系统。机械定位因能长时间操作手术器械具有较高的稳定性和精确性，但机械臂体积庞大，制动和固定装置存在误差。

#### 2. 超声定位

超声定位的原理是通过接收手术器械上发出的超声波测算距离，该定位方式的精度为 2 ～ 5mm。但超声波受限于自身的物理特性，成像分辨率不高，且易受湿度、温度、气流等多种因素影响，现临床较少使用。

#### 3. 电磁定位

电磁定位的原理是电磁感应。3 个磁场发射器形成一个磁场空间，当目标进入磁场范围被感应，该定位方式的精度为 1 ～ 2mm。该定位方式具有较高的分辨率，但电磁场信号易受金属物件影响，手术中使用的监护仪、麻醉机、高频电刀等都将影响导航的精确性。

#### 4. 光学定位

光学定位是通过双目或多目的光学三角测量原理对目标物件进行定位，其根据目标物件是否有源又可分为主动式追踪、被动式追踪和混合式追踪。主动式追踪是通过采集跟踪目标物上的红外发光二极管的光来实现定位的；被动式追踪是通过采集跟踪物件上反光球反射摄像机发出的红外光来实现定位的；混合式追踪则是二者的结合，跟踪物件上既有红外光发光二极管又有反光球。光学定位是目前临床上采用最多的手术定位方式，其精度可达 0.1 ～ 0.5mm。光学跟踪系统精度受尺寸和距追踪器械的距离影响，且接发收装置之间尽量避免物体的遮挡。并且，定位装置中动态参考架摆放的位置、角度及稳定度，探针测定配准点的位置、角度及松动度等均对动态导航的精度有一定影响。

## （五）人为因素

　　术者对导航的熟练程度将影响种植的精确度。Golob Deeb 等招募了 14 位无种植经验的学生在动态导航的引导下于模型上行种植术，结果显示，随着次数的增加，学生操作的速度和角度偏差得到了显著的改善。临床试验方面，Stefanelli 等在动态导航下植入 231 颗种植体，对最初 50 颗和最后 50 颗种植体进行回顾性对比，结果显示，最后 50 颗在二维起点、三维止点、角度误差上均有更好的表现，且具有统计学差异（$P<0.01$）。Block 等的实验也得到了相似的结论，这均说明随着动态导航使用次数的增加能改善种植的精确度。

## 参考文献

[1] D'haese J, Ackhurst J, Wismeijer D, et al. Current state of the art of computer-guided implant surgery[J]. Periodontology 2000, 2017, 73(1): 121-133.

[2] Ploder O, Wagner A, Enislidis G, et al. Computer-assisted intraoperative visualization of dental implants. Augmented reality in medicine[J]. Der Radiologe, 1995, 35: 569-572.

[3] Wittwer G, Adeyemo WL, Schicho K, et al. Computer-guided flapless transmucosal implant placement in the mandible: A new combination of two innovative techniques[J]. Oral Surgery, Oral Medicine, Oral Pathology, Oral Radiology, and Endodontology, 2006, 101(6): 718-723.

[4] 王跃平，樊圣祈，吴轶群. 动态导航系统在口腔种植领域的发展和应用 [J]. 口腔疾病防治，2017, 25(10): 613-619.

[5] Jorba-García A, Figueiredo R, González-Barnadas A, et al. Accuracy and the role of experience in dynamic computer guided dental implant surgery: An in-vitro study[J]. Medicina oral, patologia oral y cirugia bucal, 2019, 24(1): e76-e83.

[6] Aydemir CA, Arısan V. Accuracy of dental implant placement via dynamic navigation or the freehand method: A split-mouth randomized controlled clinical trial[J]. Clinical Oral Implants Research, 2020, n/a(n/a).

[7] Block M, Emery R, Cullum D, et al. Implant Placement Is More Accurate Using Dynamic Navigation[J]. Journal of Oral and Maxillofacial Surgery, 2017, 75(7): 1377-1386.

[8] Mediavilla Guzmán A, Riad Deglow E, Zubizarreta-Macho Á, et al. Accuracy of Computer-Aided Dynamic Navigation Compared to Computer-Aided Static Navigation for Dental Implant Placement: An In Vitro Study[J]. Journal of clinical medicine, 2019, 8(12): 2123.

[9] Kaewsiri D, Panmekiate S, Subbalekha K, et al. The accuracy of static vs. dynamic computer-assisted implant surgery in single tooth space: A randomized controlled trial[J]. Clinical Oral Implants Research, 2019, 30(6): 505-514.

[10] Jacobs R, Quirynen M. Dental cone beam computed tomography: justification for use in planning oral implant placement[J]. Periodontol 2000, 2014, 66(1): 203-213.

[11] 王晶晶 . 图像引导放疗系统中图像配准和重建技术的研究 [D]. 山东大学 , 2012.

[12] 王剑锋 , 魏利敏 , 杨静远 . 锥形束 CT 数字化牙颌模型线性测量的可重复性及精确性研究 [J]. 口腔颌面修复学杂志 , 2015, 16 (02): 89-92.

[13] 张婷婷 , 胡建 . 数字化导板与动态导航在口腔种植应用中的研究进展 [J]. 国际口腔医学杂志 , 2019, 46(01): 99-104.

[14] Periago D, Scarfe W, Moshiri M, et al. Linear Accuracy and Reliability of Cone Beam CT Derived 3-Dimensional Images Constructed Using an Orthodontic Volumetric Rendering Program[J]. The Angle orthodontist, 2008, 78: 387-395.

[15] Jung RE, Schneider D, Ganeles J, et al. Computer technology applications in surgical implant dentistry: a systematic review[J]. Int J Oral Maxillofac Implants, 2009, 24 Suppl: 92-109.

[16] Pellegrino G, Taraschi V, Andrea Z, et al. Dynamic navigation: a prospective clinical trial to evaluate the accuracy of implant placement[J]. International journal of computerized dentistry, 2019, 22(2): 139-147.

[17] Stefanelli L, Degroot B, Lipton D, et al. Accuracy of a Dynamic Dental Implant Navigation System in a Private Practice[J]. The International Journal of Oral & Maxillofacial Implants, 2018, 34(1): 205-213.

[18] Golob Deeb J, Bencharit S, Carrico CK, et al. Exploring training dental implant placement using computer-guided implant navigation system for predoctoral students: A pilot study[J].

European journal of dental education : official journal of the Association for Dental Education in Europe, 2019, 23(4): 415-423.

[19] 汪饶, 吕平, 姚洋. 数字化口腔种植导航的精确性评价 [J]. 临床口腔医学杂志, 2019, 35(06): 380-383.

[20] 田田, 张志宏, 刘红红. 牙种植动态导航配准方式对配准精度的影响 [J]. 国际口腔医学杂志, 2020, 47(02): 196-201.

[21] Widmann G, Stoffner R, Schullian P, et al. Comparison of the accuracy of invasive and noninvasive registration methods for image-guided oral implant surgery[J]. Int J Oral Maxillofac Implants, 2010, 25(3): 491-498.

[22] Eggers G, Muhling J. Template-based registration for image-guided skull base surgery[J]. Otolaryngol Head Neck Surg, 2007, 136(6): 907-913.

[23] Chen CK, Yuh DY, Huang RY, et al. Accuracy of Implant Placement with a Navigation System, a Laboratory Guide, and Freehand Drilling[J]. Int J Oral Maxillofac Implants, 2018, 33(6): 1213-1218.

[24] Du Y, Wangrao K, Liu L, et al. Quantification of image artifacts from navigation markers in dynamic guided implant surgery and the effect on registration performance in different clinical scenarios[J]. Int J Oral Maxillofac Implants, 2019, 34(3): 726–736.

[25] Sun Y, Luebbers HT, Agbaje JO, et al. Validation of anatomical landmarks-based registration for image-guided surgery: an in-vitro study[J]. J Craniomaxillofac Surg, 2013, 41(6): 522-526.

[26] Marmulla R, Lüth T, Mühling J, et al. Automated laser registration in image-guided surgery: evaluation of the correlation between laser scan resolution and navigation accuracy[J]. Int J Oral Maxillofac Surg, 2004, 33(7): 642-648.

[27] Maurer CR, Fitzpatrick JM, Wang MY, et al. Registration of head volume images using implantable fiducial markers[J]. IEEE Trans Med Imaging, 1997, 16(4): 447-462.

[28] 郝颖明, 王洪光, 朱枫, 等. 机械臂定位外科手术辅助导航系统 [J]. 仪器仪表学报, 2006(06): 614-618.

[29] 裴大婷, 黄德群, 陈军, 等. 手术导航系统的研究现状与发展趋势 [J]. 临床医学工程, 2017, 24(09): 1326-1328.

[30] 赵睿 , 贾婷婷 , 乔波 , 等 . 光学导航与电磁导航辅助下精准牙种植手术效果比较 [J]. 精准医学杂志 , 2019, 34(03): 193-196，201.

[31] Widmann G, Stoffner R, Bale R. Errors and error management in image-guided craniomaxillofacial surgery[J]. Oral surgery, oral medicine, oral pathology, oral radiology, and endodontics, 2009, 107: 701-715.

[32] Block M, Emery R, Lank K, et al. Implant Placement Accuracy Using Dynamic Navigation[J]. The International journal of oral & maxillofacial implants, 2016, 32(1): 92-99.

[33] Balshi TJ, Wolfinger GJ, Slauch RW, et al. A retrospective comparison of implants in the pterygomaxillary region: implant placement with two-stage, single-stage, and guided surgery protocols [J]. Int J Oral Maxillofac Implants, 2013, 28(1): 184-189.

第 7 章

# Surgical Complications

外科并发症

# SURGICAL COMPLICATIONS

# 第 7 章　外科并发症

本章笔者将介绍常见术中并发症以及应对。

## 第 1 节　常见术中并发症

目前文献报道的翼上颌种植的外科并发症病例数较少，但这可能是由于翼上颌种植通常由经验更为丰富的专科医生完成，因此并不能对此掉以轻心。结合临床经验，我们发现翼上颌种植术可能出现的并发症有：局部毛细血管出血、牙关紧闭、翼上颌种植体掉入翼突窝、种植体掉入上颌窦、腭部黏膜感觉迟钝和种植体进入颅内等。

## 一、术中出血

现有临床报道最多的是种植体窝洞制备过程中的轻微出血，这是由于种植体预备方向与设计位置之间存在偏差而导致备洞的终末期发生的落空，通常随着种植体植入后产生的局部压迫而止血。

## 二、种植体掉入翼突窝

种植体掉入翼突窝是较为严重的术中并发症。Dryer 和 Conrad 报道了一例种植体脱位进入翼突窝（pterygoid fossa）的病例，手术医生在左上后牙区植入直径为 3.5mm 的种植体时发现植入扭矩仅为 15Ncm，无法进行即刻负载，因此取出并更换了直径为 4.3mm 的种植体，在手动植入过程中发现种植体脱位，推测进入了左侧翼突窝。术中手术医生进行了局部肌肉组织分离，希望取出脱位种植体，但是并未成功找到该植体。术后 CBCT 显示，该种植体进入左侧翼突窝，并邻近一些重要解剖结构，如颈动脉等。术后 2 周患者持续出现左侧局部疼痛和下颌运动受限。在转诊至专科医生处后，通过内镜引导经鼻腔进入并最终到达翼突窝取出该种植体后，患者局部症状逐渐消失。因此在进行翼上颌种植时需要小心评估患者局部解剖情况，精确进行种植体植入位点和植入角度的设计，以避免严重的术中并发症。

笔者在临床中也遇到了一例外院翼突种植体掉入翼突窝的病例。如图 7-1-1a 所示，翼突种植体植入位置过低（低于腭骨锥突），且术者用力过大导致种植体掉入翼突窝（由翼突内外侧板和锥突组成），随着患者的直立和吞咽，种植体进入咽旁间隙（图 7-1-1b）。这是一个极为严重的术中并发症，严重者将有继发咽喉部肿胀从而导致窒息的危险，临床医生在植入翼突种植体时必须小心，避免植入角度过低，切忌使用暴力导致种植体脱位。

## 三、种植体掉入上颌窦

翼上颌种植体进入上颌窦也是临床常见的术中并发症。笔者自己的一个病例中发生了该并发症，其原因是植入位点过于偏远中，造成远中剩余牙槽骨骨量不足，在骨质极为疏松的情况下，手动植入种植体对远中侧牙槽骨施加了不当的侧向力，导致远中剩余牙槽骨发生局部骨折和种植体稳定性完全丧失。此时笔者选择减少种植体倾斜度，调整种植体根尖更靠近 PF 点以获得足够的初期稳定性，当上颌窦气化范围较大时，该操作引起种植体脱位并进入上颌窦。因此笔者推荐种植体植入位点距离上颌结节最后点（MT 点）应当保留一定的安全距离（详见第 5 章），且在植入过程中先使用机用植入，而仅在植入最后使用手动植入精细调整种植体植入深度。

## 四、种植体进入颅内

迄今为止最严重的并发症的报道来自于 Reychler 和 Olszewski。他们报道了一例翼突

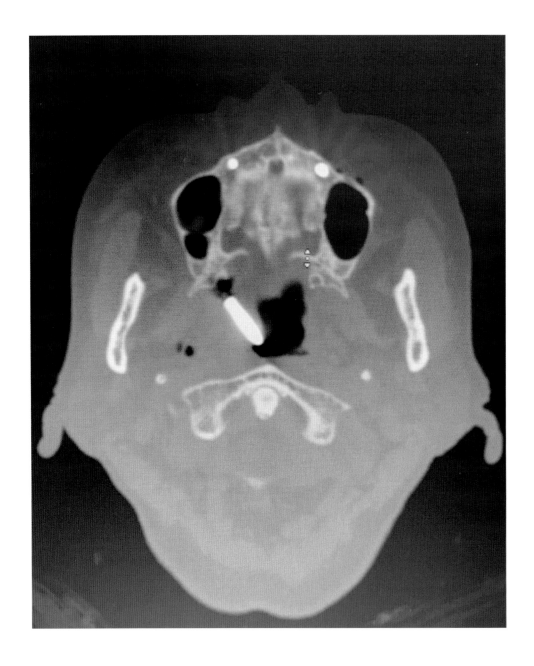

图 7-1-1a 横断面视图

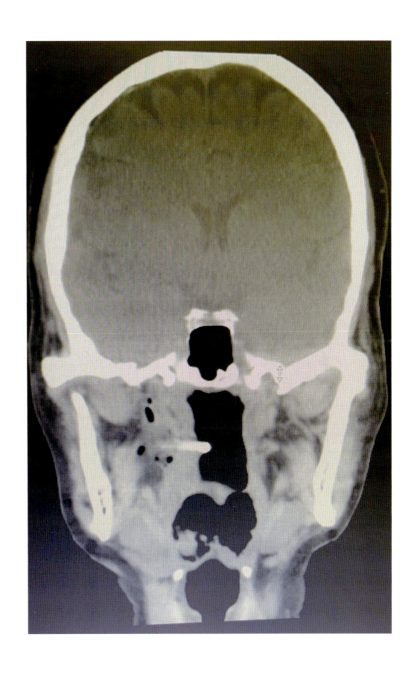

图 7-1-1b　冠状面视图，可见种植体脱落翼上颌区进入咽旁间隙

种植体术后，种植体进入颅内，临床表现为乏力及剧烈头痛的特殊病例。该患者随后转诊至神经外科。临床检查示神经损伤不明显，但植入位点有脓性渗出物。磁共振显示，种植体穿过左上颌窦及左翼腭窝，经过三叉神经上颌分支和颈内静脉，种植体根尖入颅位于圆孔和卵圆孔之间的颞窝。该病例出现严重并发症的原因在于种植体根尖的位置高于 PF 点。因此在进行翼上颌种植时需要小心评估患者局部解剖情况，精确进行种植体植入位点和植入角度的设计（详见第 5 章），以避免严重的术中并发症。

### 五、其他并发症

迄今为止，尚没有在翼上颌种植手术中腭降动脉损伤的病例报道，但一旦发生将造成灾难性的后果，因此临床医生需在术前拍摄 CBCT 并明确腭降动脉走行（详见第 5 章）。此外，有文献报道在术中备孔过深进入翼后区会导致患者出现轻微的牙关紧闭现象，不过该症状可在给予肌松治疗后缓解。Rodriguez 等报道了一例患者出现持续 4 周的腭部感觉迟钝，可能跟术中损伤腭神经有关。

## ┃ 第 2 节　常见并发症应对

### 一、上颌窦穿通

该并发症多见于备洞的初期发生的钻针落空，可能是由于定位过于靠近近中或者植入倾斜度过小造成，可以将 I 点向远中适当调整并合理增大植入倾斜度，可以有效避开上颌窦。若上颌结节处骨量有限，无法调整种植体三维位置，则可以在上颌窦穿通位置使用上颌窦外提升器械进行黏膜剥离并使用屏障膜阻挡黏膜穿孔区域，并在原位进行翼突种植体植入（详见第 11 章）。

### 二、种植体预备方向与深度偏差

该并发症多见于备洞的终末期发生的落空，在使用测量杆检查备洞深度后并确认局部出血情况。多数情况下种植体的植入造成的局部压迫作用可以有效止住局部毛细血管的出血。此时若术前设计为上颌结节种植体，通常无须调整备洞方向，植入对应长度种植体即可。若术前设计为翼突种植体，则应当减少近远中向倾斜度（加大与 Frankfort 平面夹角）进行重新备洞，直到钻针遇到密质骨阻力并达到预计深度。

### 三、种植体远中牙槽骨骨折

　　该并发症多见于上颌结节骨质极度疏松（用手指扪诊即可发现牙槽骨发生明显形变）或种植体远中骨量不足（至少保留 5mm I-MT 和 2mm 种植体包绕骨宽度）的患者。如果原计划进行上颌结节种植时，临床医生应该改变治疗计划进行翼突种植体植入，利用翼突或锥突处的密质骨固定种植体以确保足够的种植体初期稳定性。对于种植体远中暴露的螺纹可以应用引导骨再生技术，将折裂的自体骨与骨替代材料混合后进行移植，并进行屏障膜的覆盖（详见第 10 章病例 2）。

### 四、知名动脉损伤

　　迄今为止，尚没有在翼上颌种植手术中腭降动脉和上颌动脉损伤的病例报道，但一旦发生将造成灾难性的后果，需要头颈外科专科医生的及时介入。上颌动脉位于 PF 点上方平均约 10mm，因此翼上颌种植手术时只需要确保种植体根尖不高于 PF 点即可确保不会损伤上颌动脉（详见第 2 章）。为了避免术中腭降动脉的损伤，术前数字化软件中对腭降动脉走行的标记具有重要意义（详见治疗计划）。腭降动脉起自翼腭窝，经翼腭管紧贴上颌窦腭内侧壁下行，分支腭大动脉出腭大孔，分支腭小动

脉出腭小孔，分支鼻腭支出切牙孔。一项日本学者的头颅模型测量研究显示，从冠状面看牙槽嵴顶到腭降动脉连线与矢状面夹角为 28°～52°（平均 40°），这一数据为翼上颌手术中控制备孔的颊舌向倾斜度提供了重要的理论依据。为了避免可能会发生的腭降动脉损伤，需要预留足够的安全距离，笔者建议根据所选择的术式不同，理想的颊舌向倾斜度范围为 6°～12°（根尖偏向腭侧）。

## 第 3 节　总结

　　综上所述，虽然现有文献对翼上颌种植体的临床并发症报道并不常见，但这并不意味着翼上颌种植是一项低风险的临床操作。可以看到所发表文献的作者均为临床经验丰富的专科医生，即使如此仍出现了一系列严重的种植体脱位并发症，因此我们在开展翼上颌种植手术之前，必须熟悉和掌握翼上颌区相关的应用解剖，对每位患者制订详细精准的治疗计划，对有可能损伤的重要解剖结构，如上颌动脉、腭降动脉和腭神经等，做好详细预案，将可能发生并发症的风险降到最低。

# 参考文献

[1] Araujo RZ, Santiago Junior JF, Cardoso CL, et al. Clinical outcomes of pterygoid implants: Systematic review and meta-analysis[J]. J Craniomaxillofac Surg, 2019, 47(4): 651-660.

[2] Araujo RZ, Santiago Júnior JF, Cardoso CL, et al. Clinical outcomes of pterygoid implants: Systematic review and meta-analysis[J]. Journal of cranio-maxillo-facial surgery : official publication of the European Association for Cranio-Maxillo-Facial Surgery, 2019, 47(4): 651-660.

[3] Graves SL. The pterygoid plate implant: a solution for restoring the posterior maxilla[J]. Int J Periodontics Restorative Dent, 1994, 14(6): 512-523.

[4] Venturelli A. A modified surgical protocol for placing implants in the maxillary tuberosity: clinical results at 36 months after loading with fixed partial dentures[J]. Int J Oral Maxillofac Implants, 1996, 11(6): 743-749.

[5] Ridell A, Grondahl K, Sennerby L. Placement of Branemark implants in the maxillary tuber region: anatomical considerations, surgical technique and long-term results[J]. Clin Oral Implants Res, 2009, 20(1): 94-98.

[6] Park YJ, Cho SA. Retrospective chart analysis on survival rate of fixtures installed at the tuberosity bone for cases with missing unilateral upper molars: a study of 7 cases[J]. J Oral Maxillofac Surg, 2010, 68(6): 1338-1344.

[7] Aparicio C, Perales P, Rangert B. Tilted implants as an alternative to maxillary sinus grafting: a clinical, radiologic, and periotest study[J]. Clin Implant Dent Relat Res, 2001, 3(1): 39-49.

[8] Penarrocha M, Carrillo C, Boronat A, et al. Retrospective study of 68 implants placed in the pterygomaxillary region using drills and osteotomes[J]. Int J Oral Maxillofac Implants, 2009, 24(4): 720-726.

[9] Curi MM, Cardoso CL, Ribeiro Kde C. Retrospective study of pterygoid implants in the atrophic posterior maxilla: implant and prosthesis survival rates up to 3 years[J]. Int J Oral Maxillofac Implants, 2015, 30(2): 378-383.

[10] Valeron JF, Valeron PF. Long-term results in placement of screw-type implants in the

pterygomaxillary-pyramidal region[J]. Int J Oral Maxillofac Implants, 2007, 22(2): 195-200.

[11] Rodriguez X, Mendez V, Vela X, et al. Modified surgical protocol for placing implants in the pterygomaxillary region: clinical and radiologic study of 454 implants[J]. Int J Oral Maxillofac Implants, 2012, 27(6): 1547-1553.

[12] Dryer RR, Conrad HJ. Displacement of a Dental Implant into the Pterygoid Fossa: A Clinical Report[J]. J Prosthodont, 2019, 28(9): 1044-1046.

[13] Apaza Alccayhuaman KA, Soto-Penaloza D, Nakajima Y, et al. Biological and technical complications of tilted implants in comparison with straight implants supporting fixed dental prostheses. A systematic review and meta-analysis[J]. Clin Oral Implants Res, 2018, 29 Suppl 18: 295-308.

[14] Reychler H, Olszewski R. Intracerebral penetration of a zygomatic dental implant and consequent therapeutic dilemmas: case report[J]. Int J Oral Maxillofac Implants, 2010, 25(2): 416-418.

第 8 章

# Guidelines for Prosthodontic Treatment

修复操作指南

# GUIDELINES FOR PROSTHODONTIC TREATMENT

# 第 8 章　修复操作指南

随着种植外科理念和数字化技术的不断发展，翼上颌种植手术的可预期性越来越高，这也对修复体设计提出了更高的要求。可预期的种植修复体应满足以下基本原则：稳定的功能负载状态、良好的美观恢复和较低的并发症率。翼上颌种植修复设计不仅需要考虑机械力学因素，如种植体数量与分布、种植体植入角度、基台选择和咬合设计等，而且应该考虑生物学因素，如修复体边缘精度、固位方式和修复体可清洁性。前者需要详细的术前设计，综合考量患者的局部牙槽骨骨量和患者的咬合及系统因素；后者需要精确的印模技术、良好的医技配合和精密的修复体加工工艺，确保修复体获得被动就位且易于清洁。而以修复为导向的种植治疗，医技沟通配合贯穿病例治疗整个过程。多学科诊疗，是病例成功治疗很重要的模式。复杂无牙颌病例需要放射、种植、牙周、关节、修复等科室的医生通力合作。医生固然重要，修复技师也是一支重要的力量。为了确保患者在体验、功能、美观等方面都有一个可预知的好结果，医技配合需要未雨绸缪、无缝对接，力求把每个细节都考虑到。本章将结合医技配合，对翼上颌种植牙列缺损与牙列缺失的修复进行阐述，旨在帮助临床医生能够独立完成翼上颌种植的修复。

## 第 1 节　印模技术

完成外科植入后，传统的修复方式是即刻进行印模制作临时修复体或是等待骨结合完成后通过印模制作最终修复体。而近 20 年来，数字化技术在口腔种植领域的应用有了巨大的发展，除了口腔种植外科，数字化修复技术同样也成为热点。因此，笔者希望多花费一些笔墨介绍数字化的原理和临床应用，并希望临床医生能更好地利用数字化修复技术。

### 一、传统印模技术

正如第 4 章所介绍的，翼上颌种植修复适用于上颌前磨牙和磨牙缺失且后牙区剩余骨高度不足的病例，可作为经典的上颌窦提升术的替代方案。常规的治疗设计是在前磨牙区垂直植入 1 颗种植体，在翼上颌区倾斜植入 1 颗种植体以避开磨牙区剩余骨高度不足的限制，并消除远端悬臂。对于存在咬合风险因素的患者（如口腔副功能、对颌牙固定修复和咬合力较大）或前磨牙区骨宽度不足仅能植入窄种植体的患者，可以考虑垂直植入 2 颗种植体以避免过长的桥体发生机械并发症。

对于局部牙列缺损的翼上颌修复病例，无论是植入了 2 颗或者 3 颗种植体，常规的开窗印模技术均可以获得令人满意的修复体制作精度。若翼上颌种植体倾斜角度较大（>45°），可以考虑将多个印模杆之间做夹板连接（splint）以减少各自的相对动度，提高印模精度。

而对于上颌无牙颌的种植修复，以翼上颌种植提供远端的支持。无论是种植体植入以后的即刻修复体的印模还是种植体骨结合成功后的永久修复体的印模，均需采用夹板连接的开窗印模技术以提供最大的印模精度。在安装完开窗印模转移杆后建议拍摄全景片或根尖片以确认转移杆精确就位。夹板连接可以使用低收缩率的树脂材料在口内直接连接制作，也可以在初印模或即刻印模上预选连接转移杆并切断以释放应力，随后在口内重连。后者多用于永久修复，可以节省椅旁时间，以避免患者长时间张口带来的不适感，提供患者的治疗体验（图8-1-1）。

### 二、数字化印模技术

数字化印模技术是数字化技术在牙科领域应用最为广泛的领域，数字化印模（digital impression）是指采用数字化手段获取口内有关组织的三维数字化影像的印模技术。种植体的数字化印模在原天然牙列数字化印模方法的

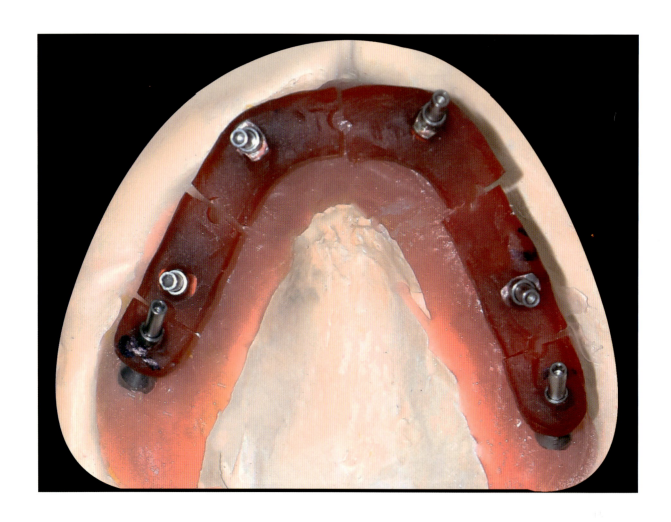

图 8-1-1　终印模转移杆夹板制作，注意切断夹板以释放应力

基础上，种植体内还需插入对应扫描杆用于指示种植体位置。口内扫描所得的三维数字化模型，以 STL (stereolithography) 文件形式导出，用于后续修复体的设计及制作等。种植体数字化印模技术包括使口内光学扫描技术和口外摄影测量技术。

## （一）口内光学扫描技术

广义上讲，口内光学扫描技术除了特指的使用口内扫描仪（intraoral scanner, IOS）在口内直接扫描相关组织的印模技术行直接扫描外，也包括对石膏模型进行仓扫。

### 1. 基本原理

口内扫描仪通常由手持扫描仪、计算机以及相应软件构成，软件内可实时显示扫描图像。各品牌口内扫描仪采用各种不同的测量原理，获取扫描头内传感器与扫描目标间的距离，将距离信息转换为三维图像信息，并将新获取的图像信息通过"最佳拟合算法"（best-fit algorithm）与之前的图像进行拼接（stitching），最终得到完整的牙列及组织的三维数字化模型。除 True Definition 口内扫描仪外，目前临床上常见的其他口腔扫描仪均无须喷粉使用。True Definition 要求扫描前在被扫目标上喷涂二氧化钛粉末，这些粉末颗粒将通过作为随机分布的标志并使光发生散射而起到增强扫描精度的作用。目前临床上常见的口内扫描仪型号及工作原理见表8-1-1。

### 2. 在翼上颌种植修复中的优缺点

优点：

（1）避免了传统印模过程中由于印模材料及石膏变形所产生的误差。

（2）避免印模材料的气味以及取模时的异物感引起的咽反射。

（3）三维模型以 STL 文件形式储存，减少了传统石膏模型的储存及运输中造成的误差。

缺点：

（1）目前多数口内扫描仪的扫描头体积仍较大，对患者张口度要求较高。

（2）由于翼上颌种植通常为多颗种植体夹板式修复，而对这类临床情况的数字化印模的精度仍缺乏足够的临床证据。

表 8-1-1 临床上常见的口内扫描仪型号及工作原理

| 型号 | 工作原理 |
| --- | --- |
| True Definition, 3M | 主动波前采样和 3D 视频 |
| Cerec Omnicam,Dentsply Sirona | 光学三角测量和共焦显微测量 |
| Trios, 3Shape | 共焦显微成像和超快光学扫描 |
| iTero, Align Technology | 平行共焦激光测量 |
| ZFX IntraScan, Zimmer Dental | 共焦显微测量 |
| Planscan, Planmeca | 光学相干层析成像和共焦显微测量 |
| CS 3600, Carestream | 主动快速 3D 视频 |
| 3D Progress, MHT | 共焦显微测量 |

## （二）口外摄影测量技术

摄影测量技术（photogrammetry）应用可以追溯至工业革命后汽车及飞机的精密制造，通过获取二维或三维图像中包含的度量信息，测量并记录目标物体的几何性质和空间排列，可以获得较高的空间精度。近年来，摄影测量技术逐渐被应用于牙种植体三维位置的印模，作为一种全新的数字化印模手段，口外摄影测量技术为翼上颌种植患者的全数字化修复提供了一种新的可能。

种植体的口外摄影测量印模通过移动摄影测量仪，从不同角度拍摄并记录种植体上部特制扫描杆表面的多个标志点，从而无须接触即可获得种植体的三维位置。目前，种植体的口外摄影测量主要用于翼上颌种植患者和无牙颌患者等多颗种植体的数字化印模。正如第 7 章所述，传统口内扫描仪在行翼上颌区种植体印模和无牙颌患者种植体印模时精度表现较差，其临床应用难度较大。而口外摄影测量印模则由于采用了完全不同的测量原理，其全口种植体印模的理论精度显著高于传统口内扫描印模的精度，成为数字化印模技术发展的另一种可能。以 PIC 系统为例，种植印模专用的摄影测量系统包括口外摄影测量仪［由手持扫描仪（图 8-1-2）、配套扫描杆（图 8-1-3）、配套愈合帽、计算机及配套软件构成］。

**1. 基本流程**

口外摄影测量过程主要划分为扫描杆摄影测量及软组织扫描两部分，其基本流程如下：

（1）仪器校准

使用口外摄影测量仪拍摄配套校准板，对仪器进行校准，去除室温变化对摄影测量印模精度带来的影响。

（2）种植体及扫描杆摄影测量

连接配套扫描杆与种植体或多级基台，宜使用张口器确保患者所有口内扫描杆暴露（图 8-1-4）。医生手持口外摄影测量仪，在距离患者口腔 15 ~ 20cm 处，向一个方向移动拍摄患者口内扫描杆。拍摄时需确保每个扫描杆的顶面及至少两个侧面的图像被捕捉到，并在每个表面捕捉到至少 3 个标志点，该摄影测量

记录才能用于确定扫描杆下方的种植体位置。

（3）软组织扫描

可安装特制愈合帽后或直接使用传统口内扫描仪对上下颌软组织进行扫描，并记录愈合帽的位置。

（4）图像整合

配套软件采用最佳拟合算法，将第 1 步中获取的种植体位置与第 2 步中获取的软组织图像拟合，得到无牙颌患者的全口种植体数字化印模。可导入计算机辅助设计（CAD）软件中进行后续的修复体设计及制作。

**2. 在翼上颌种植修复中的优势与劣势**

口外摄影测量与传统印模技术的优劣势与口内扫描相当，而与口内扫描相比，又具有更多的优势：

（1）对张口度要求较低，尤其降低了翼上颌种植位点的印模难度。

（2）印模的理论精度较高。

（3）印模精度受操作者影响较小。

（4）印模精度受口内唾液及血液等影响较小，可用于即刻修复时的全口种植体印模。

同时值得注意的是，因为需对扫描杆与软组织进行双重扫描，步骤较常规口内扫描更多。

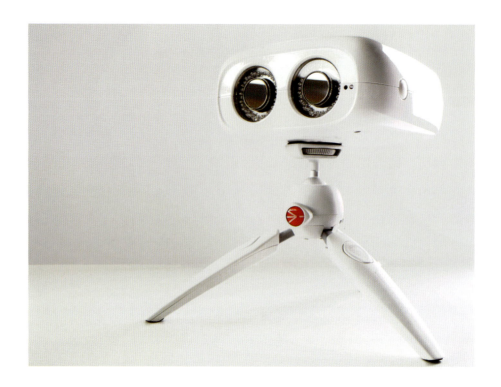

图 8-1-2　手持扫描仪

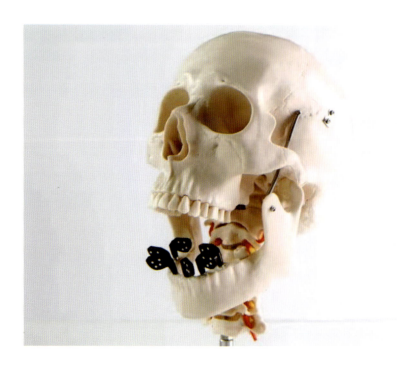

图 8-1-3　摄影测量扫描杆

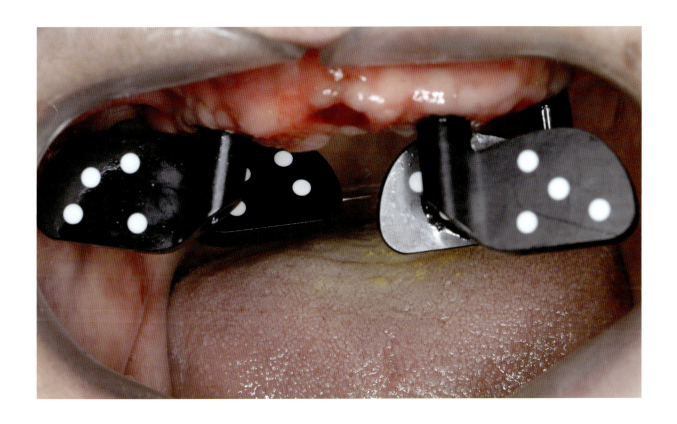

图 8-1-4 配套扫描杆口内就位

## 3. 临床应用效果

近年来，许多学者报道了使用口外摄影测量技术对无牙颌患者行全口种植体数字化印模，其后续修复体在实际临床初戴时就位良好，获得了令人满意的临床效果。此外研究发现，相比于传统印模所需工作时间，口外摄影测量印模的工作时间显著缩短。Rivara等报道在体外模型上使用摄影测量技术进行数字化印模后进行了相关数据分析，发现种植体三维位置偏差仅为4μm，而角度偏差仅为1°。然而，必须注意到目前所有关于口外摄影测量技术的临床研究多为病例报告和体外研究，证据等级较弱，尚无高等级临床证据支持其大规模临床推广。

## （三）数字化印模精度

种植体的精确印模对其上部修复体的被动就位而言至关重要，而修复体的被动就位则是种植治疗长期成功的重要保证。如修复体无法顺利就位，修复体相对于种植体的偏移可能导致一系列的生物学并发症和机械并发症，包括螺丝松动、种植部件折断、种植体周围骨吸收甚至种植失败等。

目前，单颗种植体由于缺牙区域较小，且单冠容易获得被动就位，其数字化印模的临床应用已展现出令人满意的精度以及效率，从而在临床应用中逐渐普及。

而有关牙列缺损或缺失患者的多颗植体的数字化印模精度目前仍有一定争议。一方面，多颗种植体的印模由于涉及多个修复体的共同被动就位，从而对印模精度的要求更高；另一方面，由于缺牙区域较大且缺少稳固的解剖标志点，口内扫描仪可能会将新获取的图像与之前的图像错误拼接，导致口内扫描的精度下降及难度加大。Jemt在1991年提出了临床可接受的种植体上部修复体的偏移距离，最大为150μm。另有Andriessen等于2014年根据单颗种植体在骨内的最大侧向动度为50μm这一理论，计算得到两颗种植体支持的上部支架的最大可接受偏移距离为100μm，角度为0.4°。

## 1. 口内扫描的精度

对精度（accuracy）的衡量由真实度（trueness）和准确度（precision）组成（ISO5725-1）。真实度指测量结果和真实值之间的差异大小，而准确度指对同一物体的重复测量结果之间的差异大小，反映测量结果的可重复性。一般而言，未特指的精度指的是真实度。

（1）牙列缺损的多颗种植体数字化印模

有关牙列缺损患者的多颗种植体数字化印模的临床研究较少，缺乏足够证据支持其临床应用精度。多颗种植体临床研究方面，Alsharbaty 等发现相邻两颗种植体的数字化印模的距离及角度误差分别为 0.22mm 及 6.77°，均显著高于传统的 Pick-up 和 Transfer 印模。而 Rutkunas 等则发现了相反的现象，通过口内测量修复体的被动就位程度发现传统印模与数字化印模的精度并无显著差异。众多体外研究对多颗种植体行数字化印模后打印模型，测量发现模型中种植体间距离误差在 116～304μm，误差范围在不同研究中存在较大不同。这主要是由于各研究中测量误差的方法不同，以及所用口内扫描仪型号、种植体型号等实验设计不同所导致的。由于上述体内研究所得距离误差已大于 150μm，而体外实验由于不受口内环境中的唾液、黏膜动度等因素的影响，测得的数字化印模误差与临床中的实际误差相比偏低，因此尚需开展进一步的临床试验验证牙列缺损患者多颗种植体的数字化印模精度。

（2）牙列缺失的多颗种植体数字化印模

有关牙列缺失患者的多颗种植体行数字化印模的临床研究同样较少，这主要是由于在体内无法获取种植体的真实三维位置，或种植

体间距离及角度真实的参考距离，测得的参考距离/角度本身已包含制作参考模型所带来的误差。

现有的全口种植体数字化印模的临床研究多通过观察 X 线片中种植体与支架间是否有空隙来判断其精度高低。然而在 X 线片的拍摄角度非平行投照，以及空隙所在位置为颊舌侧等情况下，种植体与支架间的空隙可能无法被探测到，因此该研究方法存在较大局限性。使用该方法比较牙列缺失患者 4 颗及 6 颗种植体的数字化印模与传统印模精度，其支架均未在 X 线片上显示出空隙影，传统及数字化印模方法下的种植体及修复体成功率均达 100%，两组间 12 个月及 24 个月时的种植体周围边缘骨吸收也未显示出明显差异。

体外研究方面，目前多数研究发现全口种植体的数字化印模精度与传统印模相当，或高于传统印模。不同研究中测得的精度差异较大，部分研究中数字化印模的三维误差或距离误差已超过 150μm；而在误差未超过 150μm 时，常常不包括制作模型以及切削支架带来的误差，因此实际误差可能进一步增大。

尽管体内及体外研究多数均显示全口种植体的数字化印模可达传统印模精度，但临床

的实际操作中仍面临较大困难。实际使用口内扫描仪对牙列缺失患者行种植体数字化印模时，不同扫描杆的影像常常发生错误重叠，导致印模失败。这一方面是由于牙列缺失患者缺乏天然牙作为解剖标志点帮助扫描影像的正确拼接，另一方面则是由于牙槽骨吸收后其固定黏膜面积较小而移动黏膜面积较大，同样不利于口内扫描影像的拼接。相较而言，下颌牙列缺失患者的种植体数字化印模难度较上颌牙列缺失患者更高。

（3）影响因素

笔者团队对临床应用口内扫描技术进行数字化印模的相关影响因素进行了系统综述，相关结果于 2021 年发表于《International Journal of Oral Implantology》杂志。

①口内扫描仪品牌

不同口内扫描仪品牌对数字化印模的精度有显著影响。然而不同研究报道的口内扫描仪精度差异较大。Di Fiore 等于 2019 年发表的研究中，不同口内扫描仪间精度高低的排序为 True Definition [（31 ± 8）μm] >Trios [（32 ± 5）μm] >CS 3600 [（61 ± 14）μm] >Cerec Omnicam[（71 ± 55）μm] > Planmeca Emerald [（101 ± 38）μm] >CS 3500[（107 ± 28）μm] >Dental Wings [（148 ± 64）μm] >3D Progress [（344 ± 121）μm]；而 Imburgia 等的研究中则发现 CS 3600 [（60.6 ±11.7）μm] >Cerec Omnicam [（66.4 ± 3.9）μm] > Trios 3 [（67.2 ± 6.9）μm] >True Definition [（106.4 ± 23.1）μm]。研究结果的差异一方面是由于实验设计及测量方法的不同所导致的，另一方面采用的口内扫描软件版本差异也会对精度测量结果产生影响。

②扫描距离

扫描距离的增长会显著降低种植体数字化印模的精度。主要是由于随着扫描距离的增长，口内扫描仪在图像拼接的过程中误差不断累积所造成的。因此，目前仍不推荐对分布跨度较大的多颗种植体（如跨牙弓）行数字化印模。

③其余影响因素

种植体角度、种植体连接方式、种植体深度、扫描杆类型、操作者经验及扫描方法等都是种植体数字化印模的可能影响因素。然而，有关上述因素的具体影响尚无统一结论。根据临床经验，口内扫描经验丰富的扫描者其扫描精度往往更高。而扫描方法方面，除不同厂商推荐的针对各自品牌口内扫描仪的口内扫描策略外，尚无被推荐的特定扫描方法。

（4）技术改良

为提高种植体的数字化印模精度，众多学者尝试了多种改良口内扫描方法。而众多改良方法的核心则在于增加扫描中的标志点，从而提高扫描中图像拼接的准确率。Mizumoto 等在体外实验中比较了全口无牙颌模型中种植体行常规数字化印模，用牙线连接扫描杆、在牙龈表面添加玻璃离子标志点以及在牙龈表面涂抹压力指示剂这 4 种方法所得数字化印模的精度高低，结果显示连接牙线后印模精度降低，而其余方法相比常规印模方法并未对精度产生显著影响。Iturrate 等在体外实验中模仿天然牙列形态定制了套用于扫描杆上的印模导板，用于辅助全口种植体的数字化印模，结果显示印模精度得到显著提升，但该方法的临床可行性仍存在一定欠缺。

总体来说，口内扫描技术在多颗尤其是无牙颌患者的种植体数字化印模方面仍然存在着较大的精度缺陷。因此，口外摄影测量扫描技术在多颗牙尤其是无牙颌患者的数字化修复中获得了越来越多的临床医生的关注。

**2. 口外摄影测量的精度**

基于此，本团队对使用口外摄影测量仪行全口种植体印模的精度进行了临床验证，应用摄影测量技术进行了 14 例数字化无牙颌种植患者的永久修复。我们将摄影测量印模后生成的种植体 STL 文件与传统开窗夹板式印模后灌制的石膏模型 STL 文件一同导入逆向工程软件中，分别测量种植体间的距离及角度误差，并进行比较。结果显示，口外摄影测量印模与传统取模的植体间距离偏差范围在 1.4～265.3μm，而角度偏差范围为 0°～1.5°；而口内初戴时拍摄全景片未发现修复体与多级基台间存在明显空隙，钛支架就位良好。表 8-1-2 展示了笔者团队应用摄影测量技术进行全口数字化印模和传统夹板式开窗印模之间的具体差异。结果显示，口外摄影测量技术与传统夹板式开窗印模之间的平均距离误差为 69.8μm（SD：57.1μm），角度误差为 0.4°（SD：0.3°），仍然需要更多的样本来对口外摄影测量技术精度的影响因素进行进一步分析。

表 8-1-2　摄影测量技术偏差

| 编号 | d12(μm) | d13(μm) | d14(μm) | d15(μm) | d16(μm) |
|---|---|---|---|---|---|
| 1 | 144.9 | 67.4 | 36.8 | | |
| 2 | 104.0 | 18.7 | 265.3 | | |
| 3 | 131.9 | 65.4 | 66.6 | 63.6 | |
| 4 | 8.4 | 46.0 | 6.3 | 59.8 | |
| 5 | 13.8 | 34.0 | 38.6 | 96.5 | 119 |
| 6 | 19.7 | 39.2 | 53.6 | 120.2 | 133.3 |
| 7 | 2.2 | 44.8 | 50.6 | 186.2 | 120.6 |
| 8 | 48.4 | 49.9 | 2.9 | 37.4 | 0.5 |
| 9 | 7.7 | 44.1 | 71.8 | 80.4 | 181.1 |
| 10 | 69.7 | 59.9 | 56.1 | 55.1 | 117.0 |
| 11 | 125.0 | 92.9 | 116.1 | 91.4 | 64.3 |
| 12 | 4.1 | 44.2 | 32.8 | 1.4 | 29.2 |
| 13 | 21.9 | 4.0 | 52.2 | 82.1 | 100.2 |
| 14 | 29.0 | 31.3 | 13.3 | 150.8 | 206.2 |

| 编号 | a12 (°) | a13 (°) | a14 (°) | a15 (°) | a16 (°) |
|---|---|---|---|---|---|
| 1 | 0.4 | 0.4 | 1.5 | | |
| 2 | 0.2 | 0.5 | 1.2 | | |
| 3 | 0.3 | 0.1 | 0.4 | 0.8 | |
| 4 | 0.5 | 0.1 | 1.2 | 0.4 | |
| 5 | 0.2 | 0.7 | 0.7 | 0.9 | 0.4 |
| 6 | 0.1 | 0.2 | 0.7 | 0.4 | 0.3 |
| 7 | 0.8 | 0.9 | 1.1 | 1.2 | 1.1 |
| 8 | 0.0 | 0.4 | 0.3 | 0.0 | 0.0 |
| 9 | 0.5 | 0.2 | 0.4 | 0.3 | 0.6 |
| 10 | 0.3 | 0.5 | 0.6 | 0.2 | 0.5 |
| 11 | 0.3 | 0.2 | 0.1 | 0.3 | 0.6 |
| 12 | 0.0 | 0.1 | 0.3 | 0.0 | 0.6 |
| 13 | 0.3 | 0.1 | 0.0 | 0.4 | 0.3 |
| 14 | 0.1 | 0.4 | 0.2 | 0.8 | 0.1 |

d12，种植体 1 与 2 之间的距离偏差；a12，种植体 1 与 2 之间的角度偏差

这些初步结果为应用口外摄影测量技术进行多颗种植体数字化印模提供了初步的临床证据基础

## 第 2 节 牙列缺损的修复设计

### 一、基台选择

翼上颌种植体位点通常需要使用复合基台（多级基台）以调整倾斜植入的角度，而前磨牙区的种植体是否需要使用复合基台仍存在争议，这导致了临床上有两种可选的修复方案：①所有种植位点均使用复合基台进行修复；②翼上颌种植位点按照复合基台，而近中位点选择常规粘接基台（图 8-2-1），与修复体完成体外粘接后通过螺丝固位的方式连接到种植体上完成修复。

目前，尚无充足的临床证据支持究竟哪一种修复方式的可预期性更佳。第一种修复方式的支持者认为粘接剂的存在会导致桥体两端产生应力不平衡的现象，而使用复合基台后桥体两端均为螺丝固位可以有效避免这一现象的发生。然而也有临床医生担心复合基台存在侧向抗力不足的缺点，尤其是在仅应用两个复合基台支持较长跨度桥体的病例中，而在近中位点使用传统粘接基台可以有效增加侧向抗力以避免在修复螺丝处产生应力集中。

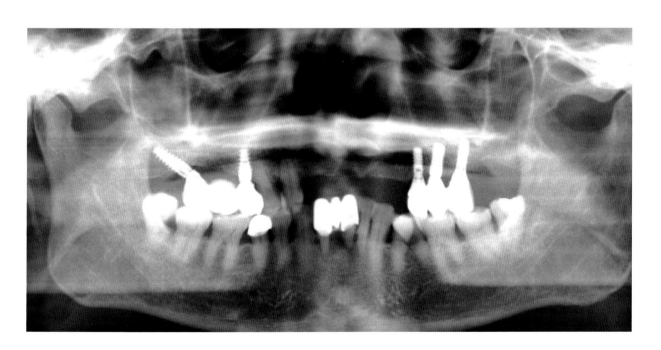

图 8-2-1 17 位点使用粘接基台，右上翼上颌种植位点使用 30° 复合基台完成最终修复

## 二、不同修复方式的力学分析

笔者团队对翼上颌种植体支持的固定桥修复体进行了体外建模，并使用三维有限元的方法对两种修复方式进行了检测。首先，笔者团队以 Nobel Active 系统为例，在前磨牙位点选择 4.3mm×10mm 的种植体，翼上颌区选择 4.3mm×13mm 的种植体，基台选择常规美学基台、穿龈 3.5mm 的 0°复合基台和穿龈 3.5mm 的 30°复合基台，进行体外建模（图 8-2-2），同时根据种植体和修复基台位置设计上部修复体形态，设定为第一前磨牙至第二磨牙的四单位固定桥修复（图 8-2-3）。

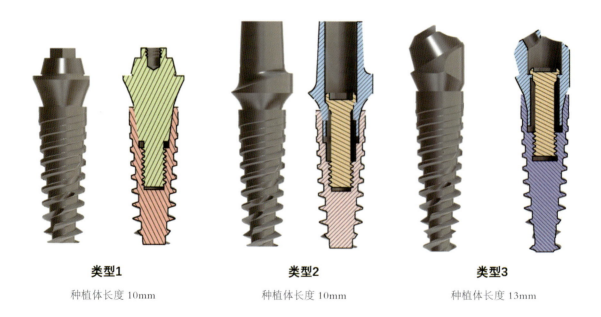

类型1
种植体长度 10mm

类型2
种植体长度 10mm

类型3
种植体长度 13mm

图 8-2-2　局部牙列缺损的三维有限元模型建立。类型 1：垂直植入种植体 +0° 复合基台；类型 2：垂直植入种植体 + 粘接基台；类型 3：翼上颌种植体 +30° 复合基台

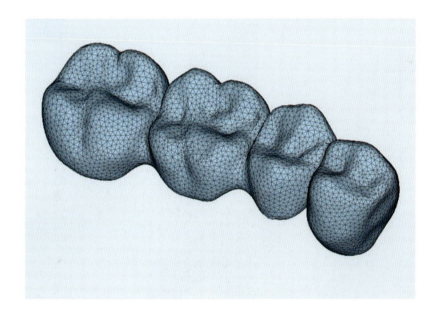

图 8-2-3　局部牙列缺损的三维有限元模型建立，修复体设定为第一前磨牙至第二磨牙的
四单位固定桥修复

接着，通过模拟翼上颌区种植的临床情况，我们完成模型装配（图8-2-4），其中类型1-3为方案1，即近中位点（种植位点1）安装0°复合基台，翼上颌位点安装30°复合基台（种植位点3）进行修复。类型2-3为方案2，即近中位点（种植位点2）安装美观基台，翼上颌位点安装30°复合基台（种植位点3）进行修复。随后，我们对模型进行有限元网格剖分和材料参数添加、最终设置边界条件和接触方式并进行相应生物力学分析计算（图8-2-5a、b）。为模拟临床情况，我们设计了两种加力条件：垂直负载，即在所有修复体牙尖上施加50N的垂直向负载力（图8-2-6）；斜向负载，即在功能尖斜面施加角度为45°的斜向负载力（图8-2-7）。

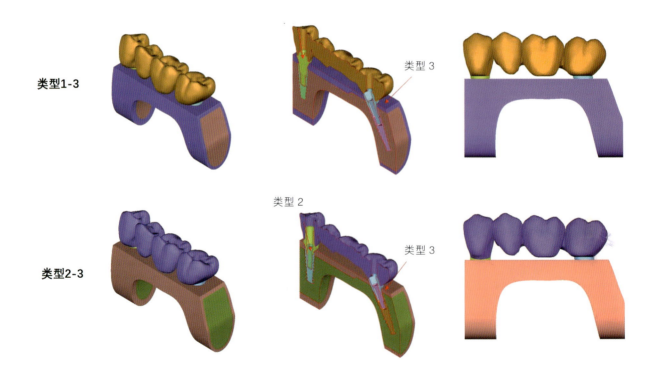

图8-2-4　局部牙列缺损的三维有限元模型建立，类型1-3为方案1（近远中位点均使用复合基台），类型2-3为方案2（近中位点使用粘接基台，远中翼上颌位点使用角度复合基台）

| 材料 | 弹性模量（MPa） | 泊松比 |
|---|---|---|
| 皮质骨 | 13700 | 0.30 |
| 松质骨 | 1100 | 0.3 |
| 种植体（纯钛） | 110000 | 0.33 |
| 基台、螺丝（钛合金） | 114000 | 0.30 |
| 牙冠（氧化锆） | 70000 | 0.190 |

图 8-2-5a　材料参数添加

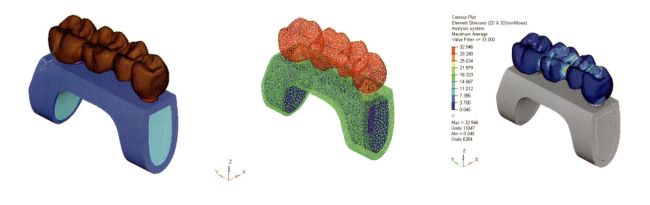

材料参数添加及设置边界条件　　　　　设置接触方式　　　　　分析计算

图 8-2-5b　有限元网格剖分、最终设置边界条件和接触方式并进行相应生物力学分析计算

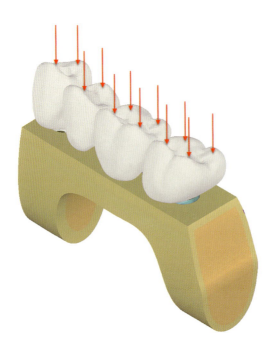

图 8-2-6　模拟临床情况进行垂直负载，即在所有修复体牙尖上施加 50N 的垂直向负载力

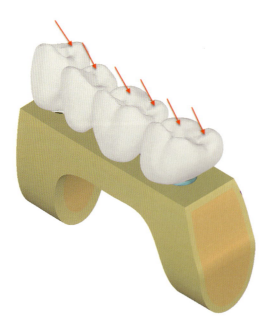

图 8-2-7　模拟临床情况进行斜向负载，即在功能尖斜面施加角度为 45° 的斜向负载力

我们通过三维有限元分析，在两种负载情况下，使用两个复合基台（类型 1-3）与一个粘接基台和一个复合基台（类型 2-3）对上部修复体、近中位点的基台和种植体、翼上颌位点螺丝、基台和种植体、皮质骨和松质骨处承受最大应力的影响（表 8-2-1）。结果显示，相比于使用两颗复合基台（方案 1），使用粘接基台（方案 2）对周围骨组织和大多数种植系统部件造成的最大应力都较高。尤其是斜向负载时，使用粘接基台的方案对皮质骨（3.8倍）（图 8-2-8）、近中位点种植体（2.4 倍）（图 8-2-9）、近中位点基台（1.8 倍）（图 8-2-10）和上部修复体（1.7 倍）（图 8-2-11）处造成的最大应力显著升高。

表 8-2-1　基台选择的三维有限元分析

| 测量值 | 最大应力（MPa） | | | |
|---|---|---|---|---|
| | 垂直负载 | | 斜向负载 | |
| | 类型 1-3 | 类型 2-3 | 类型 1-3 | 类型 2-3 |
| 上部修复体 | 39.68 | 44.50 | 9.82 | 16.91 |
| 近中位点基台 | 94.48 | 138.06 | 45.37 | 82.83 |
| 近中位点种植体 | 8.65 | 6.91 | 3.98 | 9.45 |
| 远中位点螺丝 | 12.14 | 22.21 | 6.74 | 6.93 |
| 远中位点基台 | 45.45 | 56.16 | 17.86 | 22.99 |
| 翼上颌位点种植体 | 13.99 | 16.76 | 6.50 | 5.93 |
| 皮质骨 | 35.56 | 39.60 | 9.90 | 37.75 |
| 松质骨 | 3.21 | 3.82 | 1.17 | 1.38 |

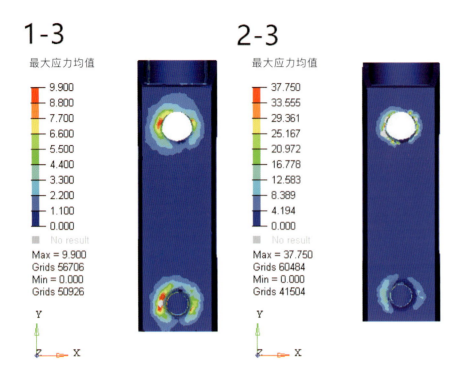

图 8-2-8　三维有限元分析结果显示斜向负载时，使用粘接基台（方案 2）对皮质骨的最大应力高于方案 1（均使用复合基台）3.8 倍

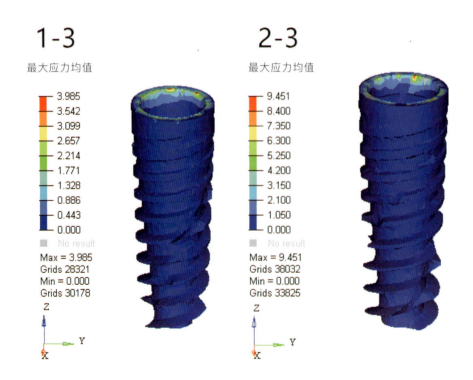

图 8-2-9　三维有限元分析结果显示斜向负载时，使用粘接基台（方案 2）对近中位点种植体的最大应力高于方案 1（均使用复合基台）2.4 倍

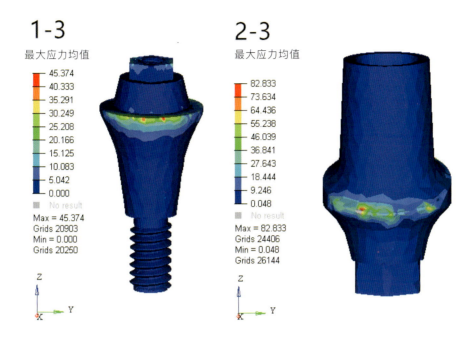

图 8-2-10　三维有限元分析结果显示斜向负载时，使用粘接基台（方案 2）对近中位点基台的最大应力高于方案 1（均使用复合基台）1.8 倍

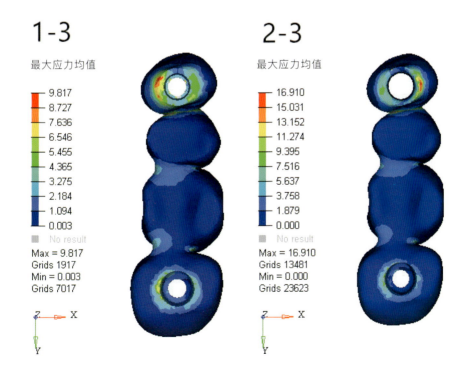

图 8-2-11　三维有限元分析结果显示斜向负载时，使用粘接基台（方案 2）对上部修复体的最大应力高于方案 1（均使用复合基台）1.7 倍

因此，从生物力学角度考虑似乎选择安装两个复合基台可以获得更好的力学分布，但是需要指出的是三维有限元分析并不能完全反映临床实际情况，仍然需要设计良好的前瞻性临床研究来为局部牙列缺损的翼上颌种植修复设计提供理论基础。

## 三、咬合设计

结合临床中遇到的翼上颌种植修复病例，笔者进行以下推荐：

### （一）单侧末端游离缺失（图8-2-12）

由于对侧天然后牙可以维持垂直距离和确定下颌位置，同时天然前牙的存在能够行使前牙诱导的功能，种植修复体仅需建立稳定的牙尖交错位。由于单侧垂直向稳定性丧失，因此在𬌗架上设计30μm间隙并不容易，一般无须设计延时接触，可以由临床医生在口内进行轻咬合设计，但需要注意降低牙尖斜度。

### （二）双侧末端游离缺失（图8-2-13）

此时双侧天然后牙均缺失，需要重新确立垂直距离和下颌位置，建议可以先使用临时修复体进行修复，等颌位关系稳定后再行永久修复。此时需要对天然前牙情况进行检查，如双侧后牙缺失时间过长，天然前牙可能存在一定程度的磨耗，在进行后牙咬合设计时应适当增加咬合接触，以预留前牙间隙，避免前牙发生唇侧移动。如天然前牙未发生磨耗，则可以设计以天然前牙行使前方和侧方诱导的修复方式，双侧种植牙进行维持平衡咬合即可。由于翼上颌种植体的应用消除了远端悬臂的存在，临床上无须设计种植牙延时接触，以避免对天然前牙造成过大咬合负担。

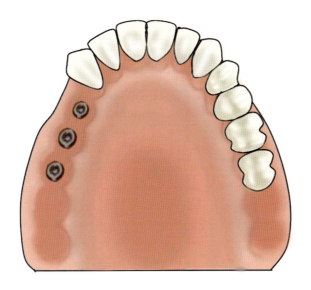

图 8-2-12 单侧末端游离缺失模型

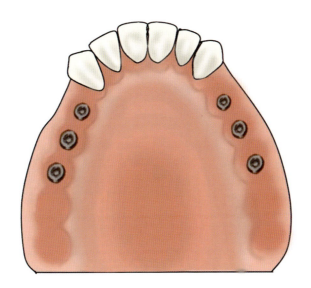

图 8-2-13 双侧末端游离缺失模型

## 第3节　牙列缺失的修复设计

### 一、咬合关系和美学考量

#### （一）咬合关系

　　正确的咬合关系从种植位点设计开始就应该考量。咬合关系是种植位点设计的重要参照，也是以修复为导向外科的践行。在开始治疗前医生重新检查评估患者旧义齿与组织面的贴合度与水平向、垂直向咬合关系。技师需配合临床旧义齿的重新修改或重新制作，为术后修复建颌提供依据（图8-3-1）。如果是即拔即种的全口病例，需要利用口内扫描、3D打印技术导出口内余留牙支撑的咬合关系（图8-3-2）。

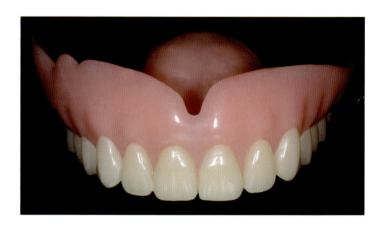

图 8-3-1a　旧义齿唇面观

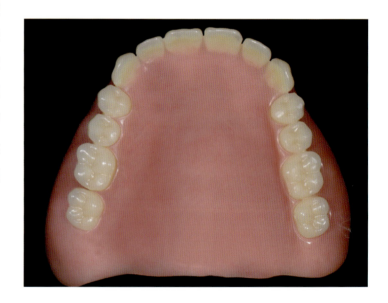

图 8-3-1b　旧义齿𬌗面观

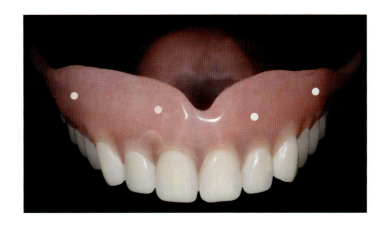

图 8-3-1c　放射导板唇面观

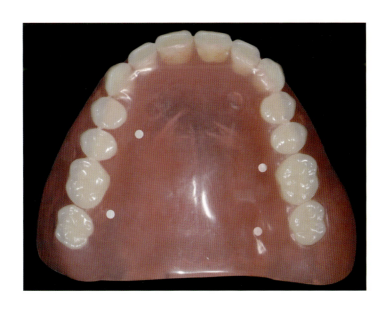

图 8-3-1d　放射导板殆面观

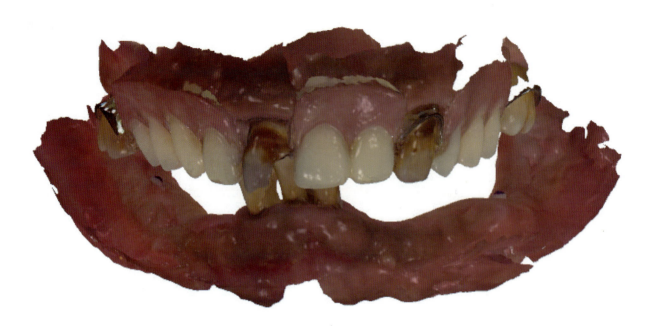

图 8-3-2a　口扫粘点采集信息（确认咬合关系）

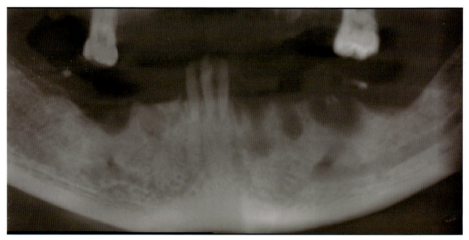

图 8-3-2b　拍摄粘点 CT

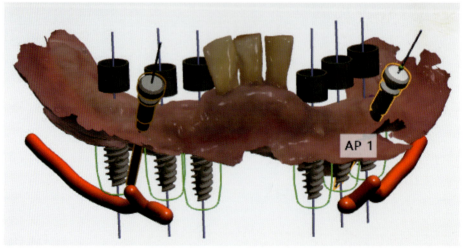

图 8-3-2c　设计方案

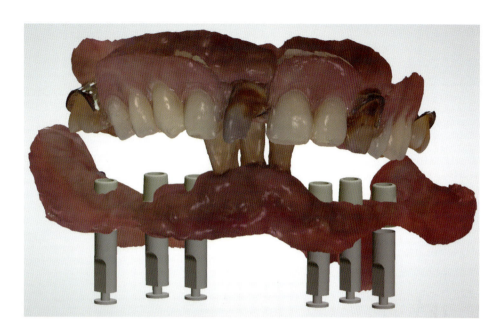

图 8-3-2d　再现种植体三维坐标

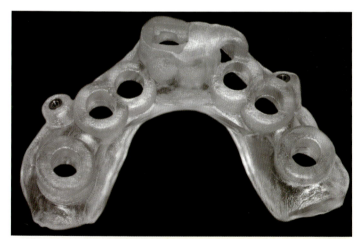

图 8-3-2e　3D 打印导板

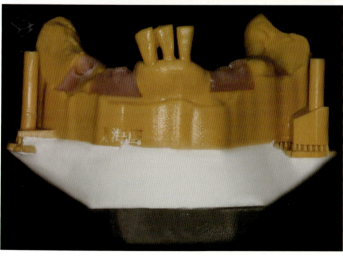

图 8-3-2f　3D 打印模型及咬合关系

而种植术后，医生通过面部测量，结合头颅侧位 CBCT，以及患者使用临时修复体的感受，判断临时修复体咬合关系的准确性（面部测量的照片、头颅侧位左右侧的 CBCT 截图）。用临时修复体转移患者的正中咬合关系，通过电子面弓转移出患者的前伸、侧向的切导和髁导数据。再将这些数据转移到全可调𬌗架上（图 8-3-3）。

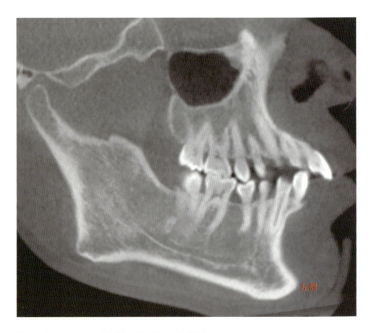

图 8-3-3a　3D 头颅 CBCT（左侧）

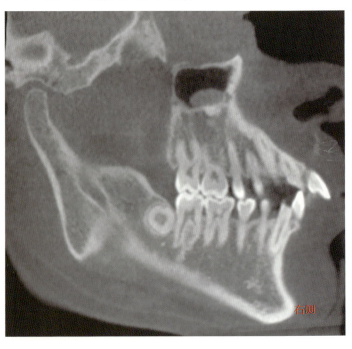

图 8-3-3b　3D 头颅 CBCT（右侧）

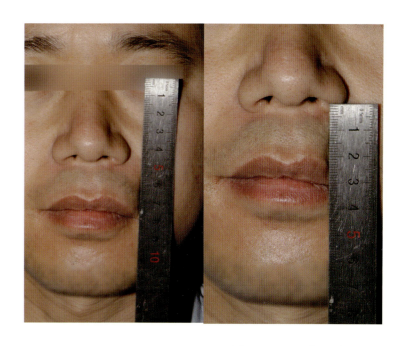

图 8-3-3c　面部测量的照片

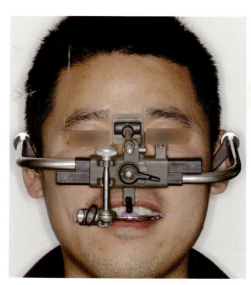
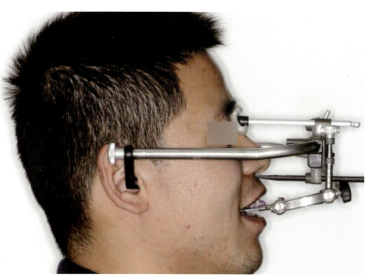

图 8-3-3d　面弓转移照片

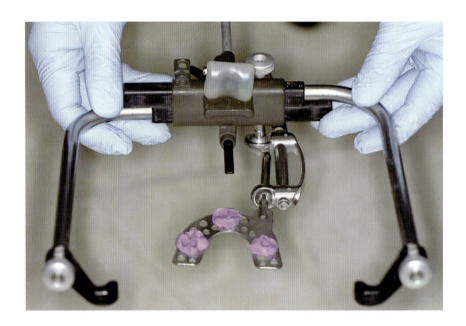

图 8-3-3e　转移咬合记录

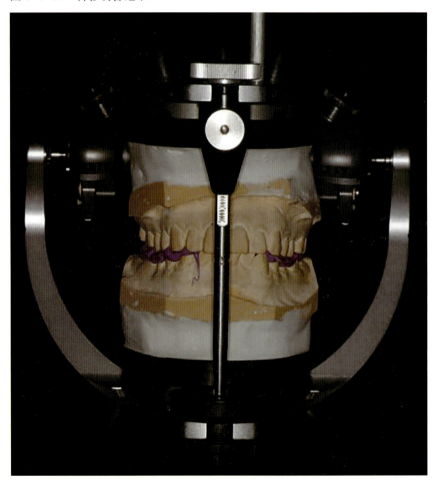

图 8-3-3f　咬合记录上𬌗架

## （二）放射导板的制作流程

对于黏膜支持式导板的制作，通常需要在CBCT的拍摄时佩戴放射导板，其基本流程（图8-3-4）如下：

（1）常规初诊检查，包括全身性和口腔健康状况，如软组织稳定性、开口度、笑线评估等。

（2）若患者已佩戴活动义齿，且对于当前的咬合关系等较满意，可考虑使用现有的活动义齿作为放射导板。如若佩戴活动义齿不满意抑或口内无活动义齿，需要重新制作一副放射导板。

（3）用小球钻在活动义齿表面标记6～8个参考点（不均匀分布在义齿表面），并采用具有阻射属性的材料（如热牙胶等）进行填充。

## （三）微笑美学评估

对于需要进行上半口种植体支持的固定义齿修复的患者，术前的微笑美学评估的要点在于，从骨量和美观方面考虑是否需要进行截骨以隐藏义齿与牙龈之间的转换区（图8-3-5）。

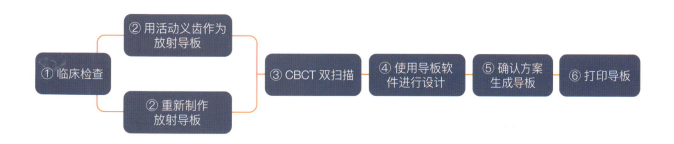

图 8-3-4　放射导板制作基本流程

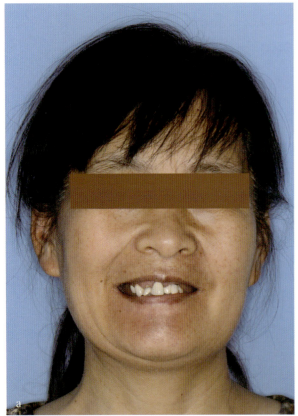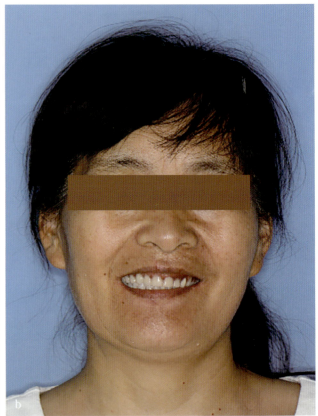

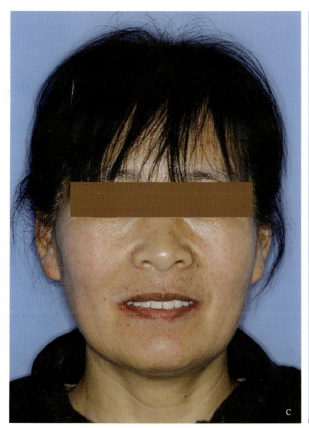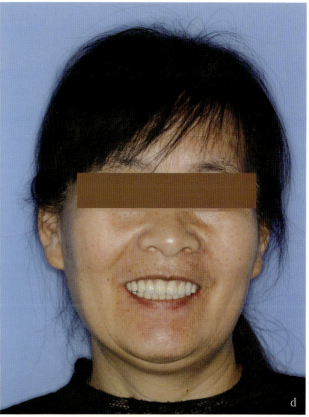

图 8-3-5 （a）原始残留牙微笑观；（b）拔牙后总义齿微笑观；（c）截骨后当日即刻修复微笑观；
（d）最终修复后微笑观，可以看到通过截骨将牙龈与龈瓷的转换区隐藏于笑线以上
（病例提供：王克涛博士，山东大学齐鲁医院）

## （四）基台选择

对于翼上颌种植体支持的全口固定义齿，通常需要先安装复合基台，将修复平台从种植体水平转换成基台水平，选择使用复合基台的优点有：①复合基台安装后通常不需要拆卸，避免了软组织附着的破坏，同时减少基台摘戴可能会造成的患者的不适感；②复合基台可以调整种植体角度，避免因局部解剖条件限制而进行复杂骨增量手术；③复合基台将种植体水平的内连接修复方式转化为了外连接（非抗旋），降低了获得共同就位道的难度。结合 CAD/CAM 技术，应用切削工艺加工而成的支架（钛或氧化锆）进行烤塑或混合义齿修复是目前常见的修复方式。大量的文献已经证实该修复方式具有较好的长期可预期性。如果希望进行分段式全口固定义齿修复，则可以按局部牙列缺损的修复方式进行选择，但这一修复方式对植入种植体数量和位点分布要求更高，种植体穿出位点需位于理想修复体外形中点。

## 二、即刻修复

针对无牙颌采用翼上颌种植方案的患者，螺丝固位的半口临时修复体，不但可以让患者术后立刻恢复部分咀嚼功能，而且在美观方面也能给患者一定的满足，不影响工作和社交。临时修复体也可以作为永久义齿后期维修、清洁期间的替代义齿，义齿可以拿回技工室处理。可以给技师有更多的操作时间，大大节省临床医生时间。降低患者、医生、技师的维修成本，让无牙颌种植患者义齿的维修、清洁变得更容易。

由于翼上颌种植患者的即刻临时修复体在种植手术后的 4 ~ 6 个月的骨结合过程中，要承担部分咀嚼功能。除了叮嘱患者轻咬合咀嚼松软食物外，义齿应设计为短牙弓，即双侧恢复到第一磨牙，尽量避免恢复到第二磨牙。如果对颌牙第一磨牙或前磨牙缺失，则需要上下颌第二磨牙形成稳定咬合支持。

笔者技师团队从 2008 年到 2020 年制作种植临时修复体累计超过 6000 例半口。使用了多种临时修复体的制作方法，有教训也有经验。翼上颌种植的患者，均为磨牙区骨量不足，骨结合的难度加大。临时修复体制作需要更加严谨。以下介绍几种即刻种植临时修复体的制作方法。

## （一）传统方式制作临时修复体

采用传统方式制作临时修复体时，推荐术后即刻行基台水平夹板连接的开窗式印模，并由技师在椅旁即刻制作临时修复体（图 8-3-6）。一期手术完成后即刻采用开窗式印模法制取被动印模，转移咬合关系。利用钢丝硬性连接临时钛基底，制作塑料临时修复体。技师现场制作完成。不采用数字化技术，而是取模后直接制作塑料临时修复体，利用钢丝加强临时修复体的强度，一体式融合注塑，保证种植体之间的硬性连接，且不易在使用过程中折断。

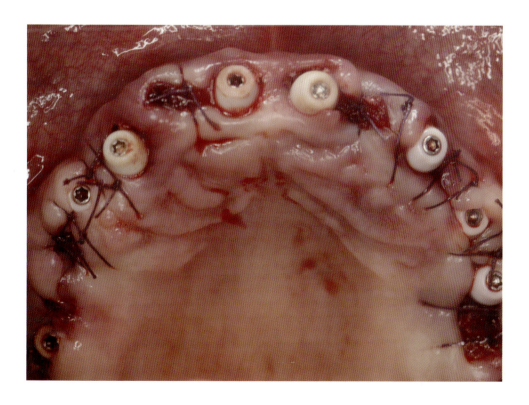

图 8-3-6a　术后安装好复合基台保护帽，然后缝合

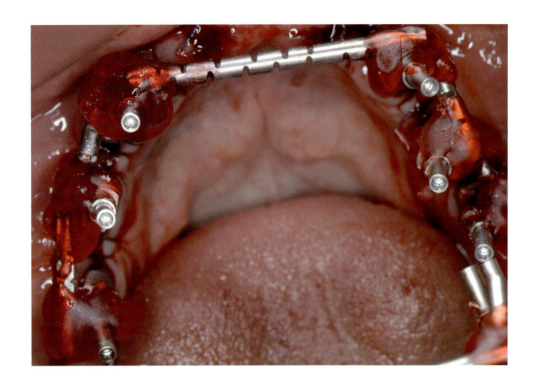

图 8-3-6b    用金属杆连接开窗式转移杆取被动印模

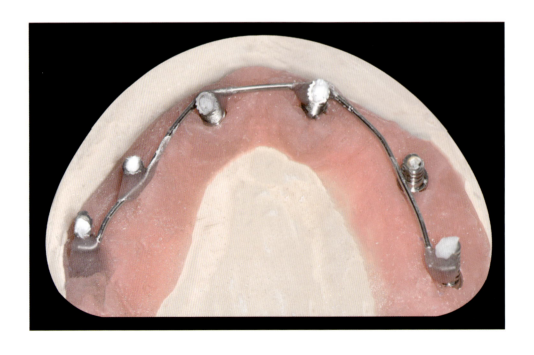

图 8-3-6c    将临时钛基台进行刚性连接

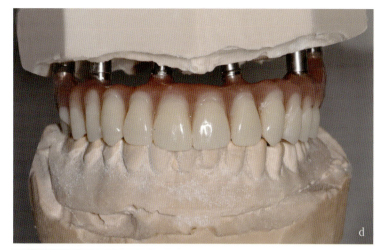

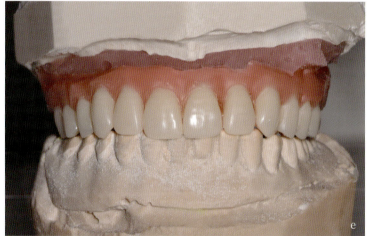

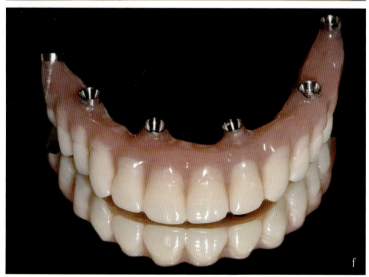

图 8-3-6d 技师现场排牙
图 8-3-6e 现场充胶完成
图 8-3-6f 临时修复体打磨抛光完成

## （二）利用数字化技术辅助制作即刻修复体

随着数字化技术的不断普及，使用半程/全程导板行种植外科手术成为日常诊疗中的常规选项，其主要优点有：缩短椅旁操作时间、减少患者手术、术前可视化手术方案，实现"以终为始"，修复及种植相关配件可根据手术规划精准配备和提高患者舒适度及满意度。为保证即刻修复体的强度，有以下两种制作方式：

### 1. 传统充胶法预成即刻修复体

以 Nobel Guide 的导板（图 8-3-7a）为例，根据导板锁（图 8-3-7b）引导，连接导板与替代体，灌注人工牙龈提前翻制石膏模型。在模型上使用加强钢丝将各个临时基台进行刚性连接，并充胶完成即刻修复体，预留好临时基台穿出孔（图 8-3-7c、d）。术后口内用流体树脂与临时基台相连（图 8-3-7e），树脂固化后拧松螺丝，临时修复体桥拿出口外让技师进一步修改、调磨、抛光完成（图 8-3-7f），最后全景片或小牙片检查临时修复体就位情况。

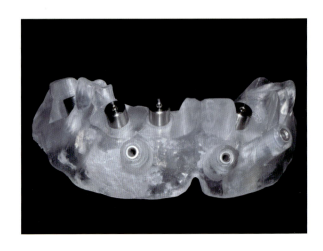

图 8-3-7a　Nobel Guide 外科导板

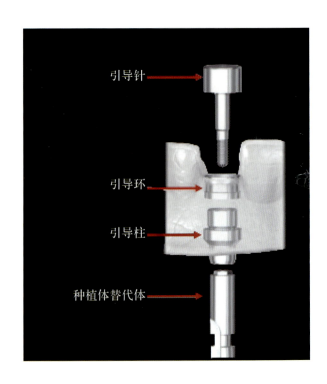

引导针

引导环

引导柱

种植体替代体

图 8-3-7b　导板锁连接导板及替代体

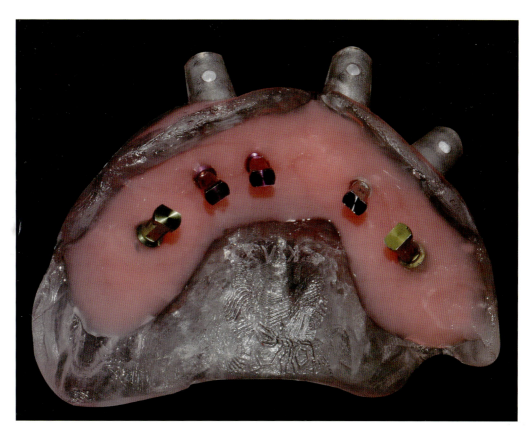

图 8-3-7c 根据数字化导板翻制模型

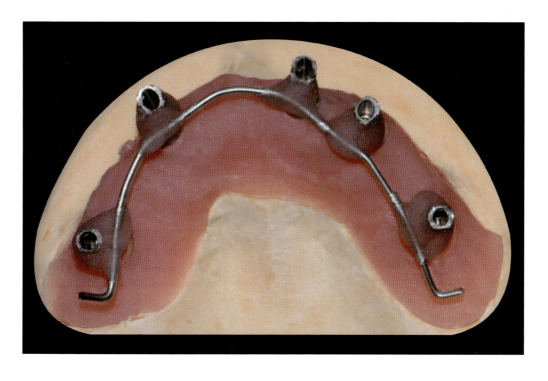

图 8-3-7d 使用加强钢丝进行刚性连接

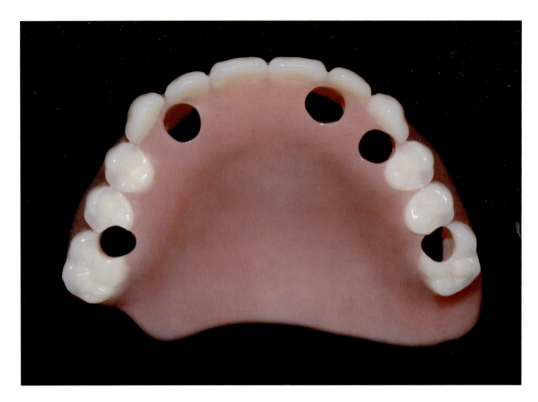

图 8-3-7e　充胶完成即刻修复体预成并预留穿出孔临时修复体

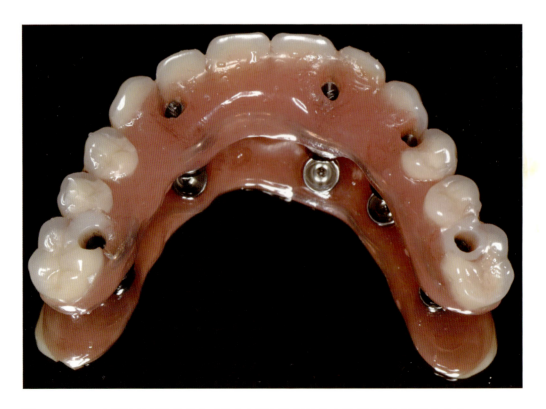

图 8-3-7f　口内用流体树脂连接临时基台与即刻修复体并由技师现场打磨抛光完成

### 2. 3D 打印预成即刻修复体

在全程导板制作完成时，可通过 3D 打印模型再现种植体三维关系，并通过 3D 打印的方式提前预成即刻临时修复体，可更好地利用新的修复体材料［如聚醚醚酮 (polyetheretherketones, PEEK) 等］，获得更好的即刻修复体强度，同时即刻修复体制作的速度将获得极大的提升。导板存在合理误差，结合外科误差，建议预留临时基台穿出孔，椅旁安装（图 8-3-8）。

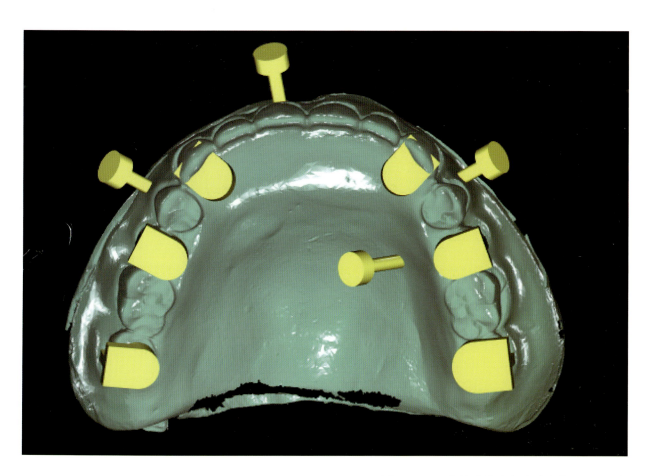

图 8-3-8a　术前确认咬合关系并设计导板方案

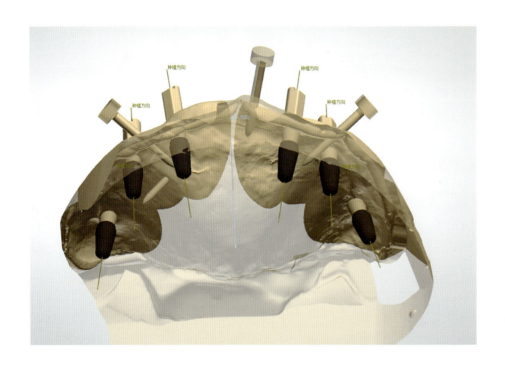

图 8-3-8b　再现种植体
三维坐标

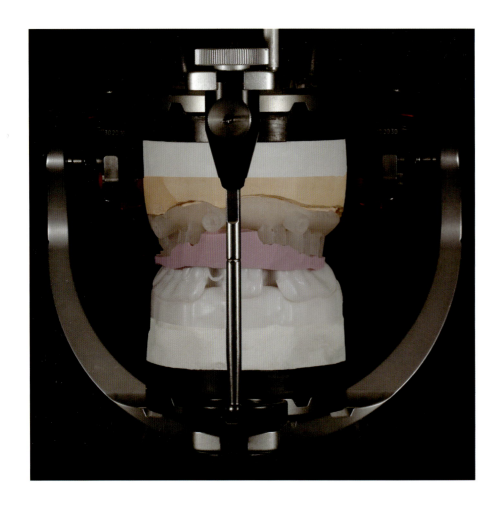

图 8-3-8c　制作导板定
位硅胶

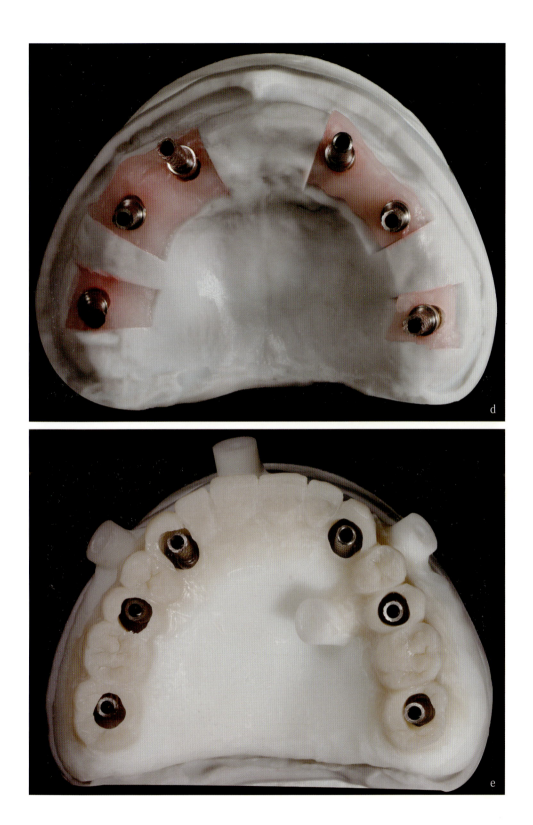

图 8-3-8d　3D 打印模型
图 8-3-8e　根据打印模型预成即刻修复体，注意为临时基台穿出孔预留合理间隙

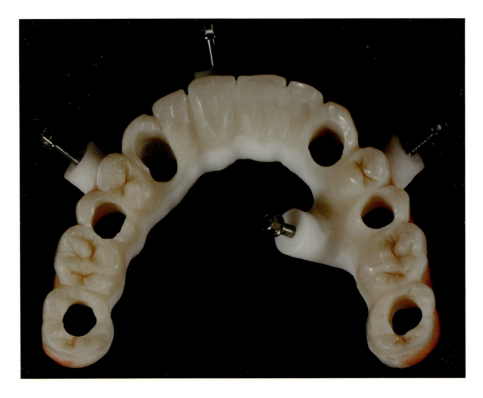

图 8-3-8f　3D 打印预成即刻修复体完成

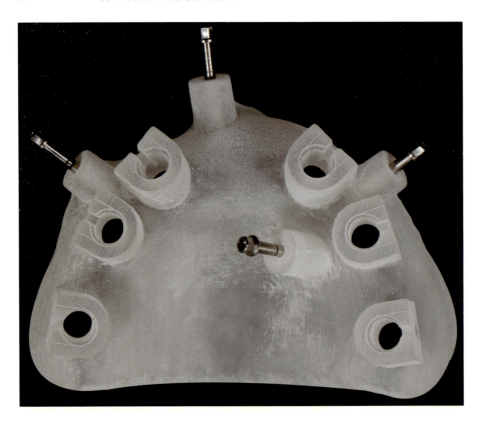

图 8-3-8g　3D 打印预成外科导板完成

## （三）咬合设计

随着口腔种植技术的不断发展，种植体植入以后进行即刻负载以快速恢复咀嚼功能的临床需求与日俱增，尤其是对无牙颌的患者选择即刻负载的治疗方案将有效提升其愈合期内的生活质量。虽然已经有大量文献证实在植入种植体初期稳定性良好的前提下，即刻负载可以获得较高的临床成功率，但是临床仍然需要进行合适的咬合设计以减少生物力学因素对即刻负载的负面影响，尤其是骨质条件较差且患者咬合力较强的病例。

目前对于种植体即刻负重的咬合设计方面的研究尚不充分，但以下是被临床实践证明行之有效的原则：

（1）在植入多颗种植体的情况下，尽可能使用稳定的刚性物体将多颗种植体连接以共同承担咬合力。

（2）咬合设计仅限于正中咬合接触，避免非正中咬合接触。

（3）咬合设计成舌侧集中𬌗（下颌种植）或颊侧集中𬌗（上颌种植）。

（4）咬合面使用易磨耗的树脂材料。

Pound 提倡的舌侧集中𬌗被认为非常适合种植即刻负载的咬合模式，其主要思想是将咬合接触点尽可能设计在种植体正上方，且受力方向与种植体长轴一致。正常天然牙在牙尖交错位时会形成正常的尖窝关系，从冠状面看上下颌后牙颊侧向舌侧会形成 ABC 三点接触（图 8-3-9）。而舌侧集中𬌗的基本思想是消除 A 点接触，将咬合接触集中在 B 点和 C 点（图 8-3-10），位于种植体正上方。这种咬合模式下，通常需要降低下颌后牙颊尖高度，制作成平坦形状，与上颌后牙不接触。虽然下颌功能尖的降低减少了咬合接触点，但是剩余接触点（B 点和 C 点）的单位面积承担的咬合压力相应增高，其磨碎食物的咀嚼效率对于即刻修复体仍然是可接受的，同时将咬合力设计在种植体正上方，可以有效降低侧向𬌗并减少即刻修复体生物力学相关并发症。

在翼上颌种植的病例中进行跨牙弓的即刻负载时，种植体位于上颌骨，因此需要对舌侧集中𬌗做相应调整，通过降低上颌后牙舌尖高度，将咬合接触点设计在 A 点和 B 点形成颊侧集中𬌗，这也符合了 Anselm 等主张的颊尖为主的咬合模式。

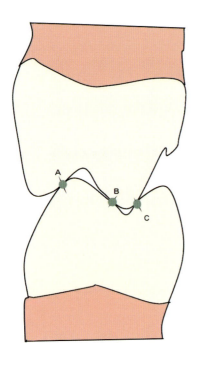

图 8-3-9  正常天然牙在牙尖交错位时形成 ABC 三点接触

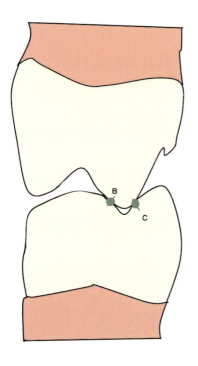

图 8-3-10  降低下颌后牙颊尖高度，制作成平坦形状，形成 BC 两点接触，可以有效降低侧向殆并减少即刻修复体生物力学相关并发症

## 三、最终修复

对于无牙颌种植固定修复的患者，最终修复前都建议经过一副螺丝固定的临时修复体的阶段。通过这副临时修复体，医生、技师、患者可以多方面沟通，对临时修复体在咬合、美观、唇部支撑等方面提出更明确要求。

### （一）桥架与饰面的制作

#### 1. 桥架的制作

对于最终修复，目前的主流设计是 CAD/CAM 切削桥架，采用回切法设计（图 8-3-11 a、b），既可保证桥架强度又可以给饰面瓷材料留足美学空间（图 8-3-11 c ~ e）。桥体尽量要求舌腭侧预留金属带或氧化锆带（图 8-3-11 f、g），一方面是加强桥体强度，同时尽可能少占据口内舌头的空间；另一方面是给饰面瓷材料留出充足空间。

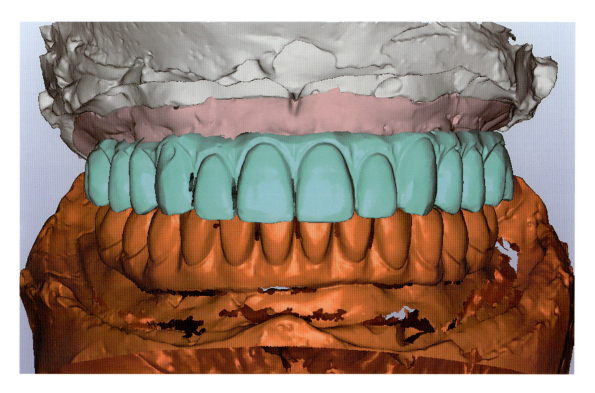

图 8-3-11a　设计回切前全解剖冠截图

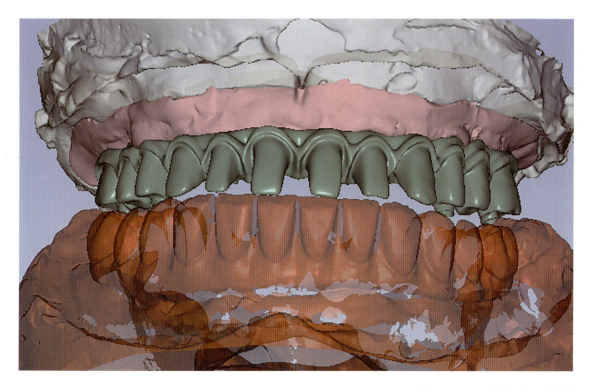

图 8-3-11b　设计回切后截图

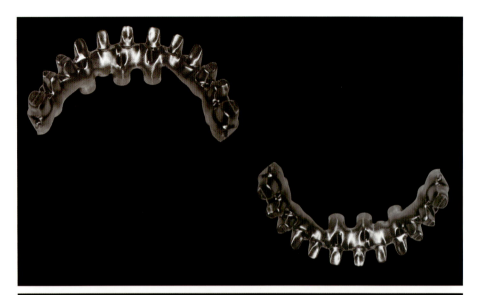

图 8-3-11c  桥架照片

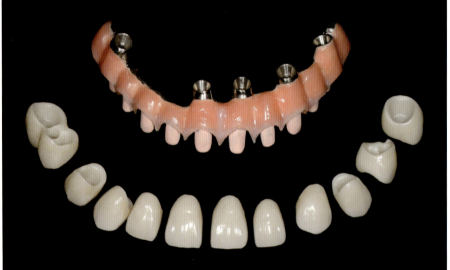

图 8-3-11d  单冠照片

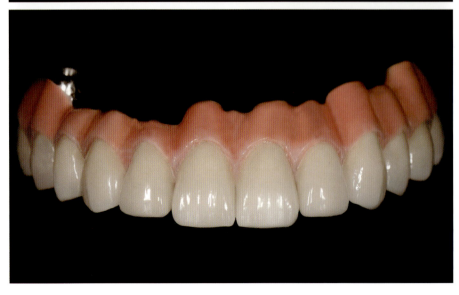

图 8-3-11e  成品照片

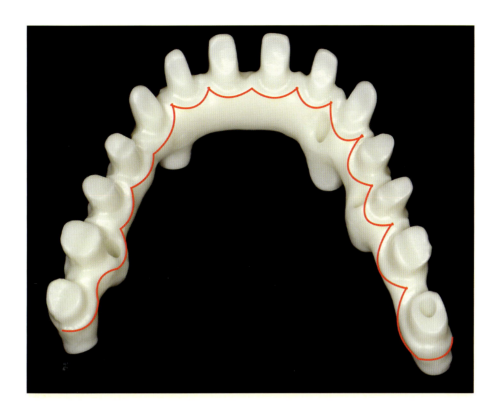

图 8-3-11f　舌腭侧预留氧化锆带

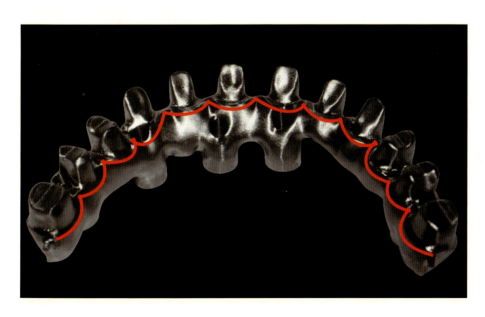

图 8-3-11g　舌腭侧预留金属带

**2. 桥架与饰面材料**

桥架材料多采用钛、氧化锆、PEEK材料 (图 8-3-12 a ～ c)。饰面瓷材料多选用树脂人工牙、聚合瓷、氧化锆冠 (图 8-3-12 d ～ q)。

**3. 制作流程**

(1) 钛桥架 + 聚合瓷烤塑 (图 8-3-12 d ～ f)。

(2) PIB 氧化锆桥架 + 氧化锆单冠 (图 8-3-12 g ～ j)。

(3) PIB 钛桥架 + 氧化锆单冠 (图 8-3-12 k ～ n)。

(4) PIB 钛桥架 + 排牙 (图 8-3-12 o ～ q)。

(病例提供：王克涛博士，山东大学齐鲁医院)

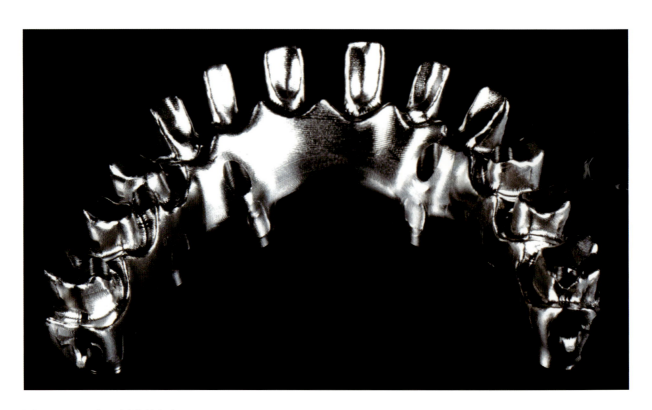

图 8-3-12a　螺丝固位钛桥架

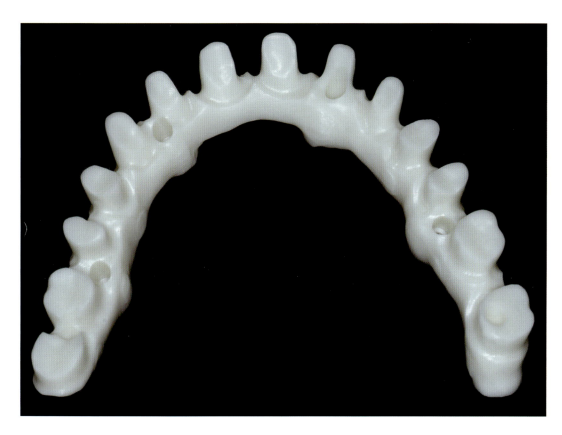

图 8-3-12b　螺丝固位氧化锆桥架

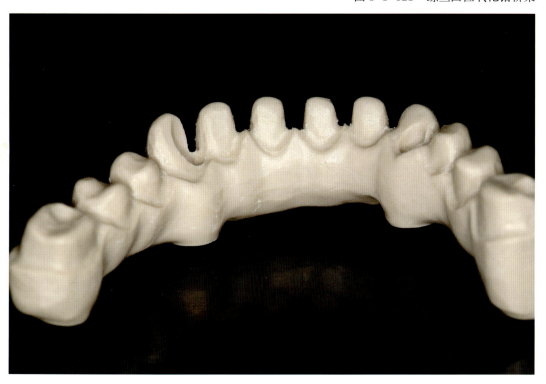

图 8-3-12c　螺丝固位 PEEK 桥架

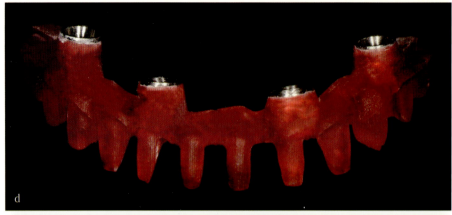

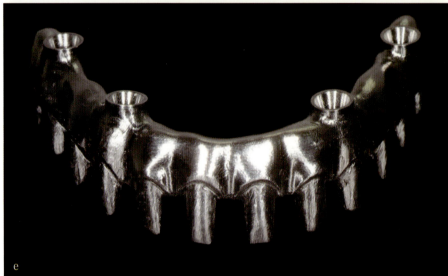

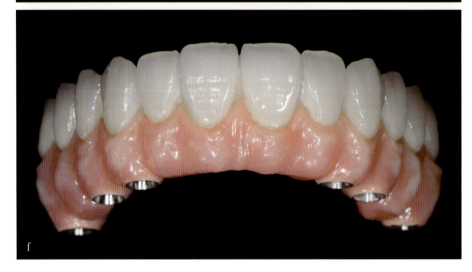

图 8-3-12d　树脂扫描件
图 8-3-12e　PIB 钛金属桥架
图 8-3-12f　烤塑成品完成

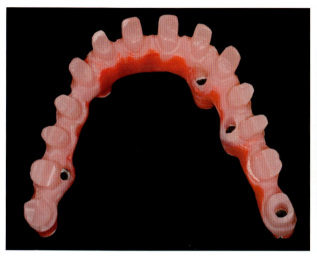

图 8-3-12g　树脂扫描件

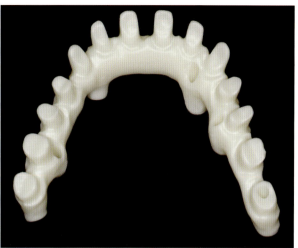

图 8-3-12h　Procera 氧化锆桥架

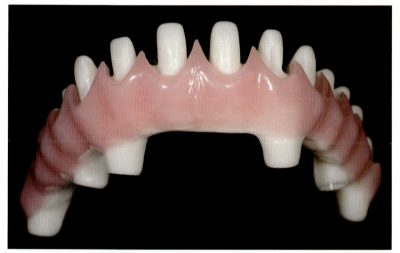

图 8-3-12i　制作义龈（半成品）

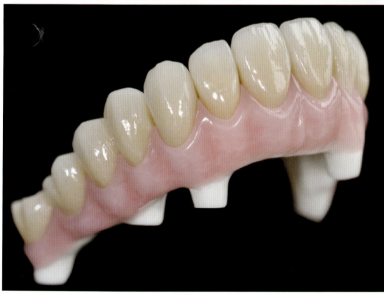

图 8-3-12j　上部氧化锆冠粘接完成

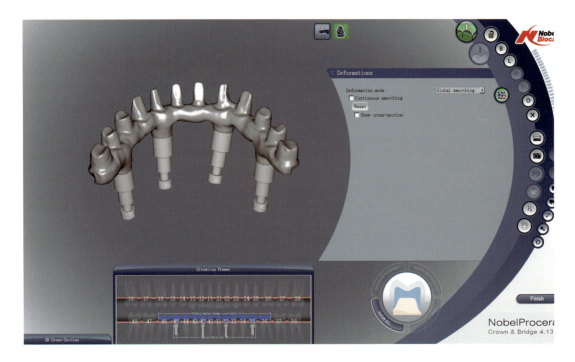

图 8-3-12k　PIB 桥架设计截图

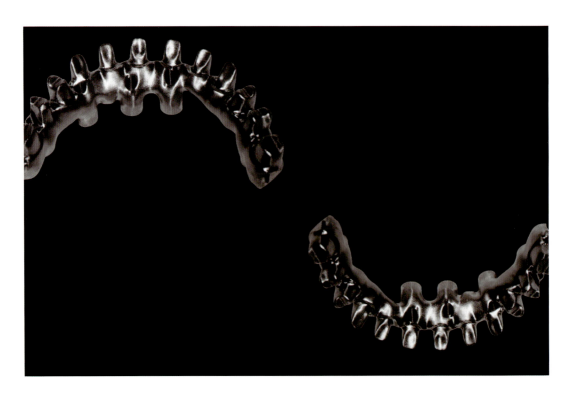

图 8-3-12l　桥架照片

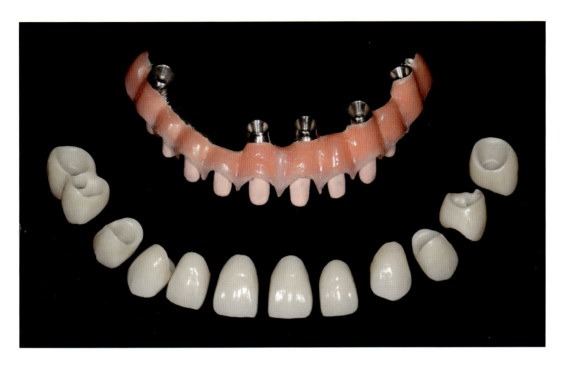

图 8-3-12m 内冠照片

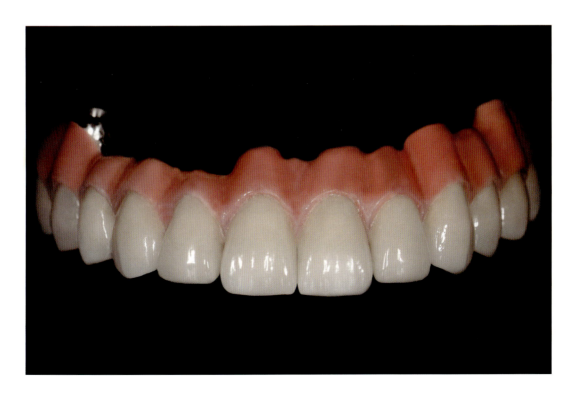

图 8-3-12n 上瓷后照片

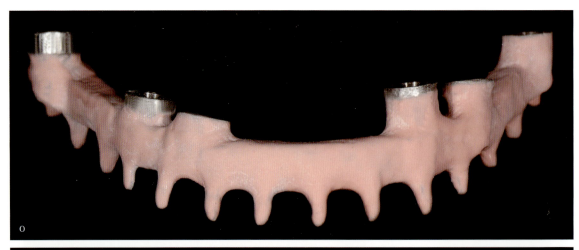

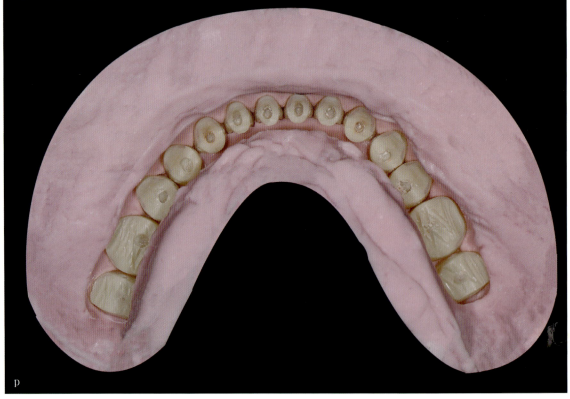

图 8-3-12o　PIB 钛桥架桩钉设计

图 8-3-12p　人工牙固位钉位置匹配

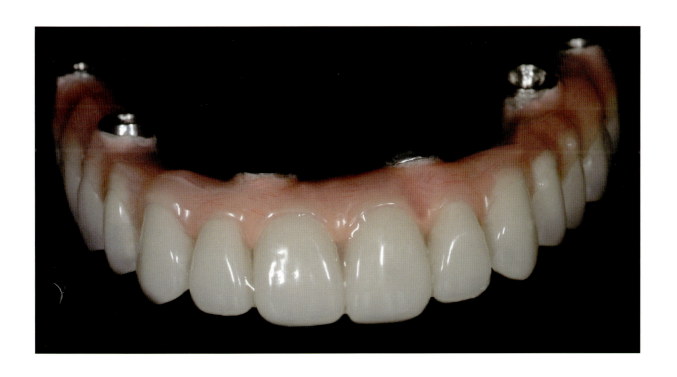

图 8-3-12q 成品完成

## （二）咬合设计

理想情况下首先使用树脂材料进行过渡临时修复，确认患者牙尖交错位与正中颌位一致，并经过一段负载时间后，进行咬合微调，再进行永久修复，可以准确获取最佳的修复颌位和咬合信息。临时过渡修复的咬合设计可以参考前述即刻负载修复体的咬合设计，在完成咬合调整制作永久修复体时可以考虑将舌侧／颊侧集中𬌗重新分解为多点接触（ABC 三点），这有助于获得更大的咀嚼面积，并减少咬颊的发生，但注意要适当降低牙尖斜度。

然而正如之前所述，学术界对于种植修复的咬合理解仍然停留在较为初级的阶段，尚无阐述种植修复最佳咬合模式的临床推荐或者治疗指南，因此笔者仅能通过一些生理学研究数据结合临床经验给出推荐。

对于上半口牙列缺失（图 8-3-13），推荐进行一段式切削支架修复，此时需要根据对颌牙情况决定咬合设计。若对颌为活动义齿时，建议设计成平衡𬌗，即上下颌义齿在正中、前伸和侧方颌位时均保持前牙和后牙的均匀接触。若对颌为天然牙或固定义齿时，建议设计成相互保护𬌗，即牙尖交错位紧咬时后牙保护前牙（后牙紧接触，前牙轻接触）；前伸运动时，由前牙引导后牙分离；侧方运动时，设计成组牙功能𬌗，即种植义齿的前磨牙和尖牙共同参与侧方引导。此时工作侧尖牙即前磨牙区域会产生较大水平应力，若该区域无种植体支持时，可设计非工作侧第一磨牙参与咬合接触以形成平衡力矩，减少机械并发症的发生。

## （三）最终修复的远期维护

### 1. 注意最终修复体的可清洁性

最终修复的设计决定了患者、医生后期长时间维修、维护的方便性和成本。种植体周围需要预留间隙刷或牙线通道（图 8-3-14 a～c）；组织面尽可能设计成船底形或凸形，方便患者清洁，也方便临床对患者的维修、维护，一定避免马鞍形组织面的设计（图 8-3-14 d、e）。

### 2. 最终修复体的维修

由于牙槽骨吸收、牙龈退缩的情况，修复桥组织面需要加补材料；还有的出现崩瓷。以上两种情况都建议临床取下修复体送回技工室修补处理，同时给患者换上原来的临时修复体。这里也体现出了临时修复体的多用途和必要性。

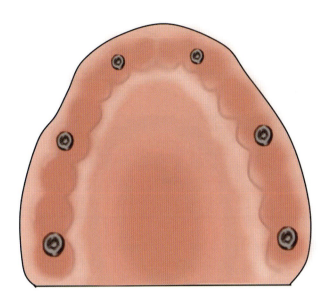

图 8-3-13　上半口牙列缺失模型

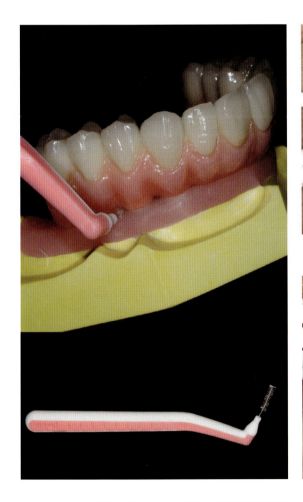

图 8-3-14a　模型上部间隙刷检查

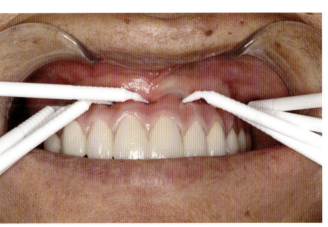

图 8-3-14b　上颌口内间隙刷清洁

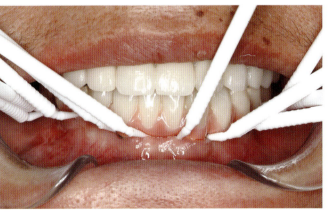

图 8-3-14c　下颌口内间隙刷清洁

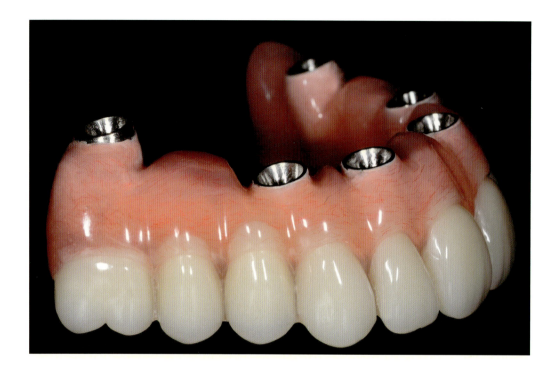

图 8-3-14d　组织面呈凸形侧面观

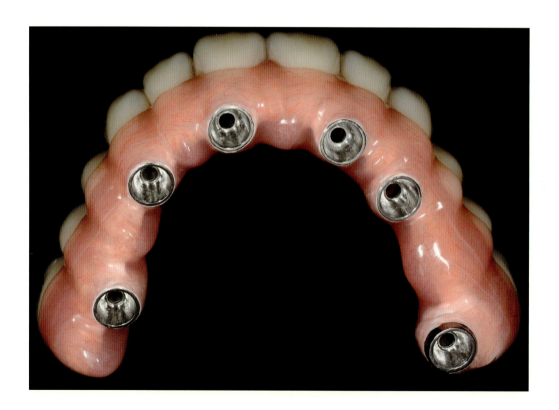

图 8-3-14e　组织面呈凸形龈面观

## 第 4 节　总结

在本章中，笔者团队详细介绍了翼上颌种植修复的临床治疗流程，分别从印模技术、基台选择、修复材料选择、咬合设计、医技配合和远期维护方面进行了详细介绍。值得一提的是，随着数字化技术的不断发展，无论是数字化印模还是 CAD/CAM 都很大程度上改进了临床修复治疗流程。因此临床医生应当熟练掌握最新的数字化修复技术，以为患者提供更好的治疗体验。

## 致谢

感谢为本章提供临床病例的山东大学齐鲁医院王克涛博士和上海慧丰牙科技术有限公司。

## 参考文献

[1] Van Der Meer WJ, Andriessen FS, Wismeijer D, et al. Application of intra-oral dental scanners in the digital workflow of implantology[J]. PLoS ONE, 2012, 7(8).

[2] Giménez B, Özcan M, Martínez-Rus F, et al. Accuracy of a digital impression system based on parallel confocal laser technology for implants with consideration of operator experience and implant angulation and depth[J]. The International journal of oral & maxillofacial implants, 2014, 29(4): 853-862.

[3] Jemt T. Failures and Complications in 391 Consecutively Inserted Fixed Prostheses Supported by Brånemark Implants in Edentulous Jaws: A Study of Treatment From the Time of Prosthesis Placement to the First Annual Checkup[J]. Int J Oral Maxillofac Implants, 1991, 6(3): 270-276.

[4] Andriessen FS, Riikens DR, Van Der Meer WJ, et al. Applicability and accuracy of an intraoral scanner for scanning multiple implants in edentulous mandibles: a pilot study[J]. J Prosthet Dent, 2014, 111(3): 186-194.

[5] Iturrate M, Eguiraun H, Solaberrieta E. Accuracy of digital impressions for implant-supported complete-arch prosthesis, using an auxiliary geometry part-An in vitro study[J]. Clinical oral implants research, 2019, 30(12): 1250-1258.

[6] Rutkunas V, Larsson C, Vult Von Steyern P, et al. Clinical and laboratory passive fit assessment of implant-supported zirconia restorations fabricated using conventional and digital workflow[J]. Clinical implant dentistry and related research, 2020: 10.1111/cid.12885.

[7] Cappare P, Sannino G, Minoli M, et al. Conventional versus digital impressions for full arch screw-retained maxillary rehabilitations: A randomized clinical trial[J]. International Journal of Environmental Research and Public Health, 2019, 16(5).

[8] Gherlone E, Capparé P, Vinci R, et al. Conventional Versus Digital Impressions for "All-on-Four" Restorations[J]. The International journal of oral & maxillofacial implants, 2016, 31(2): 324-330.

[9] Di Fiore A, Meneghello R, Graiff L, et al. Full arch digital scanning systems performances for implant-supported fixed dental prostheses: a comparative study of 8 intraoral scanners[J].

Journal of prosthodontic research, 2019, 63(4): 396-403.

[10] Imburgia M, Logozzo S, Hauschild U, et al. Accuracy of four intraoral scanners in oral implantology: a comparative in vitro study[J]. BMC oral health, 2017, 17(1): 92.

[11] Mizumoto RM, Yilmaz B, Mcglumphy EA, et al. Accuracy of different digital scanning techniques and scan bodies for complete-arch implant-supported prostheses[J]. The Journal of prosthetic dentistry, 2020, 123(1): 96-104.

[12] Sánchez-Monescillo A, Sánchez-Turrión A, Vellon-Domarco E, et al. Photogrammetry Impression Technique: A Case History Report[J]. Int J Prosthodont, 2016, 29(1): 71-73.

[13] Rivara F, Lumetti S, Calciolari E, et al. Photogrammetric method to measure the discrepancy between clinical and software-designed positions of implants [J]. J Prosthet Dent, 2016, 115(6): 703-711.

第 9 章

# Materials for Implant-supported Full-arch Prostheses

无牙颌种植修复材料

# MATERIALS FOR IMPLANT-SUPPORTED FULL-ARCH PROSTHESES

## 第 9 章　无牙颌种植修复材料

种植质量的最终目的是完成高质量修复体以确保长期稳定地行使咀嚼功能和恢复美观效果。而修复体在行使功能时，会将受到的负载从上部结构传递到种植体并作用于种植体周围的骨组织，且修复体本身也与口腔内的软硬组织不同程度地接触甚至形成连接。在翼上颌种植患者，尤其是无牙颌患者中，由于完全失去了天然牙的功能，修复材料对种植义齿功能的影响更不能忽视。了解生物材料、生物力学有助于更好地理解修复体如何行使功能以及相关风险因素。在无牙颌种植的上部修复中，金属、陶瓷、高分子等材料都被大量应用，它们的功能与特性也极大地影响到了种植修复的效果。笔者在本章将结合文献和临床病例着重介绍各种材料的特性、使用原则与发展趋势。

## 第 1 节　修复材料的理念变化

种植修复的成功是许多因素共同作用的结果，而修复材料的良好性能是顺利完成口腔种植修复的基本保障，从临时修复开始，材料的硬度、弹性、力学传导等就影响种植修复的整体效果甚至是成功率。材料的各种特性是在修复时重要的选择依据，因此在开展修复之前，都应该对材料的基本理化特性、生物相容性、力学特性等有基本了解。

过去的几十年里，与种植学的整体发展类似，对于修复材料的理念也在不断变化和发展。由于种植体周围缺失牙周膜的缓冲，最早的修复原则普遍认为需要利用上部修复体材料来缓冲咬合力，以替代天然牙牙周膜的缓冲作用，因此硬度较低的树脂等材料被大量用于上部冠修复以免种植体受到可能的咬合创伤，而金属材料与陶瓷材料也没有被广泛使用。这种依靠低硬度材料来维持骨结合的观念导致种植体支持的修复体频繁发生各种修复并发症。

随着骨结合种植体被越来越多地用于解决缺牙问题，从局部修复到无牙颌修复，尤其是在无牙颌患者中，全口种植修复已被证明足以替代传统全口义齿。而种植体支持的义齿其咀嚼效率远大于传统义齿，材料与天然牙齿的相对运动强度也更大，这会导致树脂等材料发生高磨损。这让更多的种植修复医生确信，义齿修复材料需要在维持长期稳定骨结合的情况下减少义齿的维修和保养问题。另外，患者对种植体支持修复体的美学期望也促进了更自然、稳定材料的使用。

随着材料学的发展，金属材料系统和氧化锆为代表的全瓷材料系统被越来越多地用于作为支架材料与上部修复材料。另外，传统的高分子材料也在不断进步。新型高分子材料在无牙颌的修复中仍然在广泛应用。如聚合瓷材料在目前的无牙颌种植修复中使用越来越多；而聚醚醚酮 (polyetheretherketones，PEEK) 也是受到越来越多临床医生青睐的新型材料。PEEK 性能优异，具有耐高温、机械性能优异、自润滑性好、耐化学腐蚀和易加工等特点。

## 第 2 节　修复材料的物理性能

影响修复体使用的因素很多，材料的性能是完成修复治疗的基本保障，而物理性能是材料的基本属性，材料在复杂的口腔运动过程中，需要承受各种外力和内在应力。因此，修复材料应该具备各种适合口腔复杂环境的物理性能，以正常地行使各种功能。在种植修复中，与临床关系紧密的物理性能包括硬度、弹性、耐磨性等。

硬度（hardness）是材料局部抵抗硬物压入其表面的能力，是衡量各种材料软硬程度的重要指标，是材料的基本指标与属性。一般常用的修复材料中，陶瓷材料的硬度较高，高于牙釉质，烤瓷材料的硬度与牙釉质相当，聚合瓷、树脂材料的硬度明显低于牙釉质。

而固定修复材料在外力作用下，形态可能发生微小的变化，而材料发生形变时内部会产生反作用力，单位面积上的这种反作用力即是所受的应力。而材料在不同外力作用下，会产生不同的变形，如受到压缩力时，内部会产生压应力；受到剪切力时，内部会产生切应力，应变可以用单位长度的变化比例来表示。而材料在弹性形变阶段，其应力和应变成正比例关系，这个比例系数就是弹性模量，弹性模量越大，材料的刚性越大。而口腔运动是一个复杂的力学过程，修复体不是某个点受力，承受的也不是单纯的某种力量，可能是在不同的位点受到不同的力量。当修复体表面存在凹陷、沟槽、裂纹等变化，或者是局部受力不均匀，则容易发生应力集中，导致修复体损坏，甚至影响种植体的骨结合。

另外，在主动咀嚼或者其他口腔运动过程中，物体之间的机械性接触并做相对运动（摩擦）造成材料表面的损失称为磨耗，由于修复材料与相邻或对侧天然牙或修复体之间，以及食物等之间发生摩擦，会使材料发生损失，而材料抵抗磨耗的能力可以被称为耐磨性。耐磨性与材料硬度有关，但要注意的是，它与硬度属于两个不同的概念，耐磨性同时也反映了材料的弹性、韧性等指标。耐磨性与材料使用的寿命息息相关，性别、饮食、咀嚼习惯等都影响口腔修复材料的磨损行为，因此这些也是我们选择修复材料的参考指标。

修复材料对牙釉质的过度磨耗，之前认为是与材料的硬度有关。但是，近年来很多研究显示，仅仅评估修复体硬度这一项参数，并不能很好地解释修复体对牙釉质的磨耗，两者相关性并不高。材料磨耗性能更多地与其更多的物理性质及表面处理相关，且受到患者个人因素的影响。

## 第 3 节　切削支架材料

在翼上颌种植的病例中，切削支架是临床最常用的修复选项，其中常用的支架材料有金属支架、氧化锆支架与 PEEK 材料支架。而很大一部分患者，会选择在种植后进行即刻的临时修复，或者是在最终修复之前考虑进行临时修复，临时修复通常为塑料或者树脂材料。

通过切削支架的应用，不仅可以减少种植上部结构修复体受力后的应力集中，使应力分布更合理，也大大降低了生物并发症和机械并发症对种植上部结构修复后所造成的影响，是目前种植上部结构修复中值得广泛推广的选择方式和修复方案。

而在材料的选择上，金属支架，尤其是纯钛支架仍然是目前修复的主流选择。钴铬（Co-Cr）合金支架目前在临床上的应用渐渐减少，一方面由于纯钛支架在质量上的优势，同体积的钛支架质量仅为钴铬合金支架的 50%左右；另一方面，钴铬合金的生物相容性较差，对牙龈的刺激作用可能更强。氧化锆材料、PEEK 材料目前的使用也呈明显的上升趋势，越来越多的学者开始尝试以非金属材料制作支架甚至是种植体的可行性。陶瓷和 / 或复合基台以及各种高分子材料上部结构的发展确实成为金属材料支架潜在的替代方法。但需要注意的是，材料块大小影响到修复设计。

对于翼上颌种植体支持的无牙颌病例修复，Malo Bridge（马龙桥）是一种不错的临床选择，它具备螺丝固位修复体的优势，又部分兼顾了粘接固位修复体的特点。螺丝固位的支架结构易戴入和拆卸，而上方粘接固位的修复体又能最大限度地还原天然牙的美观。

Malo Bridge 的粘接方式是口外树脂粘接剂永久粘接无螺丝通道的单冠，口内临时粘接剂粘接有螺丝通道的单冠。临时粘接剂使得带有螺丝孔的修复体更易拆卸，不至于破冠拆除。通过树脂粘接剂永久粘接无螺丝孔的单冠，可以减少单冠脱落的风险。因此 Malo Bridge 的另一大优势是无须过多考虑种植体的植入方向和螺丝孔的穿出方向，螺丝孔无论是从唇侧还是舌侧穿出都不会影响美观。单冠粘接的方式也确保了修复体瓷层的完整性，不易出现崩瓷等并发症。

## 第 4 节　上部修复体材料

### 一、全瓷材料

近年来，种植上部修复选择全瓷渐渐成为主流。全瓷材料有压缩强度大、硬度高、无 X 线阻射性等优势，以氧化锆陶瓷为代表。氧化锆是目前口腔修复种植领域机械性能最好的陶瓷材料，具有优秀的生物相容性，但由于其透光性较差，因此常在底冠表面用饰面瓷完成修复体形态，提高美学效果。虽然全瓷冠被广泛应用于口腔修复，但全瓷材料也存在许多不足之处：拉伸强度、弯曲强度均较低，因此全瓷材料脆性大、容易崩瓷和折断。

### 二、金属烤瓷材料

由于全瓷材料目前的局限性，金属烤瓷材料也仍然占据了相当一部分的使用比例。金属基底和瓷层结合，兼顾了强度与美学性能，且金属材料的拉伸强度与弯曲强度较全瓷材料更好。所用金属可分非贵金属和贵金属两大类。非贵金属主要包括钴铬合金等金属，生物相容性稍差，在口腔中存在可能的电化学腐蚀和金属离子的释放，易促进牙龈炎症的发展及色素沉着，且放射伪影较大。而贵金属的生物相容性较好、放射伪影小，金合金是最常见的贵金属，不过由于金合金成本较高、金瓷结合稍差，也限制了其广泛使用。目前以银钯合金为代表的半贵金使用较为广泛。但金属烤瓷冠普遍存在外层瓷脆性大、易发生崩瓷、崩瓷后美观问题严重且修补困难的问题。

## 三、复合树脂材料

复合树脂材料用于制作牙冠延展性较好，硬度远低于天然牙或是烤瓷、全瓷修复体，因此也被常用于制作上部结构的牙冠部分。树脂材料弹性模量较小、韧性好，因此崩瓷风险小，且可以在口内直接修补，而且其应力释放好，对牙槽骨创伤小，对咬合力有一定的缓冲作用，从而起到减小应力的作用。但树脂材料的显著缺点是硬度较低，通过维氏硬度的测定，不同树脂牙硬度仅为 19 ~ 29HV，较难以承担后牙的磨耗。

## 四、聚合瓷材料

聚合瓷是一种新型的树脂材料，除了树脂基质外还含有瓷微粒填料，部分弥补了传统树脂材料硬度低和耐磨性差的问题。聚合瓷同时具有部分陶瓷材料的特点，其美学特性和生物相容性好于树脂，比较类似于烤瓷，但不会对天然牙产生明显的过度磨耗。另外，聚合瓷材料韧性强，较树脂材料不易崩脱，又可以为种植体提供一定的缓冲作用。因此在种植义齿的修复中聚合瓷可能具备一定的优势。

采用面－面接触的磨损模式对材料进行了磨损实验，用扫描电镜对上述材料的磨耗面进行了形貌观察，得出如下结论：在一定实验研究条件下测量材料的体积损失比，聚合瓷＞牙釉质＞烤瓷，硬度从大到小关系为烤瓷＞牙釉质＞聚合瓷。烤瓷耐磨性和硬度均高于天然牙釉质，聚合瓷耐磨性与硬度均低于天然牙釉质。而对于修复体，咬合调整后的表面抛光非常重要，可以显著降低修复体的表面粗糙度，提高自身的耐磨性，且对天然牙釉质的磨耗也远远低于未抛光的修复体表面。

综上所述，烤塑与烤瓷材料种植固定修复的磨耗性能都能较好地满足临床需求。但另一方面，对磨损后天然牙釉质、聚合瓷、烤瓷进行了磨损前后 3 种材料的细菌黏附实验。磨损后的细菌黏附量：聚合瓷＞牙釉质＞烤瓷。因此烤瓷具有最佳的抗菌斑能力，而聚合瓷则更易于被细菌黏附。

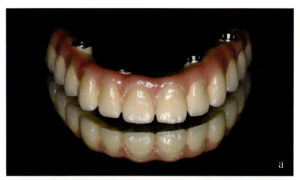

## 第 5 节　临床病例分析

### 一、纯钛切削支架 + 聚合瓷一体桥（图 9-5-1）

#### 设计思路与亮点分析

上颌完成 4 颗种植体植入，3 个月后采用开窗式印模两步法制取终印模，取颌位关系记录，计算机辅助设计支架并虚拟排牙，使用计算机辅助切削完成义齿支架制作，并制作聚合瓷一体桥，临床试戴后抛光，最终完成修复体戴入。

本病例采用 CAD/CAM 技术切削出纯钛支架，而上部的修复则为聚合瓷一体化设计，由于聚合瓷硬度适中，在承受力后，可以有效地分散和传递应力，从而降低机械并发症的发生。上部修复一体化设计对于种植体的植入位点要求相对较低，有利于对上部排牙进行设计和调整。

需要注意的是，也因为聚合瓷的硬度较低，后期可能较容易出现聚合瓷崩脱或折裂等机械并发症。虽然一体化设计通常需要将修复体完全取下后进行维护，但由于聚合瓷材料的特殊性，可在椅旁，甚至是口内进行快速进行修补。
（病例提供：李志鹏博士，中山大学附属口腔医院）

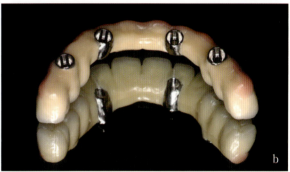

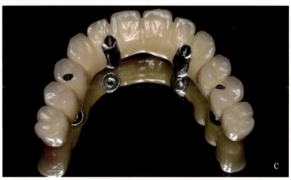

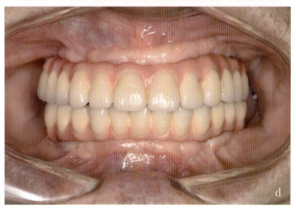

图 9-5-1a　修复体唇面观
图 9-5-1b　修复体龈面观
图 9-5-1c　修复体𬌗面观
图 9-5-1d　戴牙后口内观

## 二、纯钛切削支架（桥架改良机械固位珠）+ 聚合瓷一体桥（图9-5-2）

### 设计思路与亮点分析

上颌完成6颗种植体植入，骨结合完成后采用开窗式印模两步法制取终印模，计算机辅助设计支架并虚拟排牙，使用计算机辅助切削完成义齿支架制作，并制作聚合瓷一体桥，同时对桥架进行改良，加装机械固位珠，临床试戴后抛光，最终完成修复体戴入。

本病例采用CAD/CAM技术切削出纯钛支架，上部修复也为聚合瓷一体化设计，种植体开口几乎都位于𬌗面和腭侧，可以设计为螺丝固位，有利于修复体的快速维护和修补。考虑到纯钛熔点较低，无法常规熔覆瓷层，聚合瓷是常见的选择，但是聚合瓷与纯钛之间的连接仍然是机械结合，容易破坏。加装机械固位珠，有利于维持上部聚合瓷的稳定，是一种容易实现的改良设计。

（病例提供：李志鹏博士，中山大学附属口腔医院）

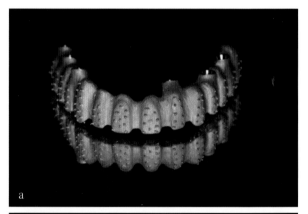

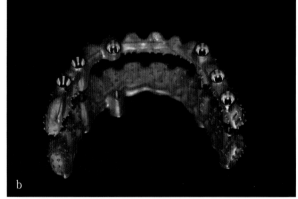

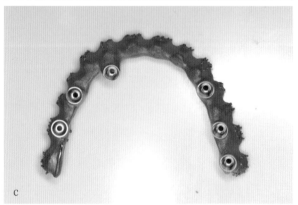

图9-5-2a　支架正面观
图9-5-2b　支架𬌗面观
图9-5-2c　支架舌面观

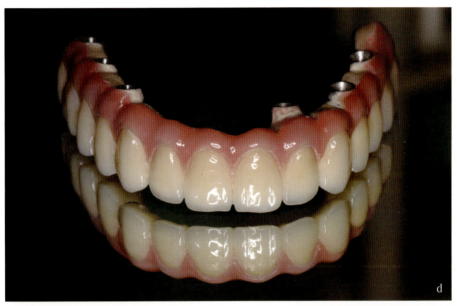

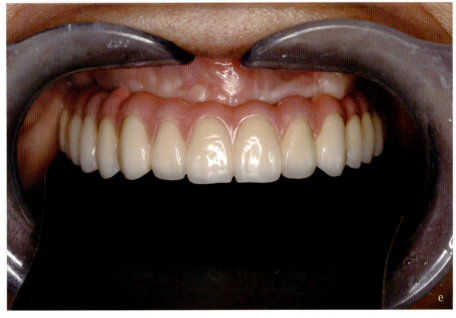

图 9-5-2d　修复体唇面观
图 9-5-2e　戴牙后口内观

## 三、纯钛切削支架＋聚合瓷粘接单冠（图 9-5-3）

### 设计思路与亮点分析

本病例采用 CAD/CAM 技术切削出纯钛支架，上部修复也为聚合瓷粘接单冠，在部分螺丝孔开孔位置不佳的时候同样能够实现极佳的美学效果。另外，也克服了聚合瓷与纯钛之间直接机械结合可能不紧密的问题。

此病例中，虽然有种植体的开口位置位于唇面，但由于 Malo Bridge 的设计特点，利用完整的单冠修复体粘接覆盖了螺丝孔，且采用的是临时粘接，同样可以实现修复体的快速维护和修补。

（病例提供：晏奇博士，武汉大学口腔医院）

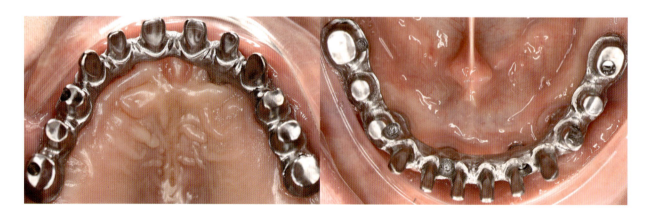

图 9-5-3a 支架口内观

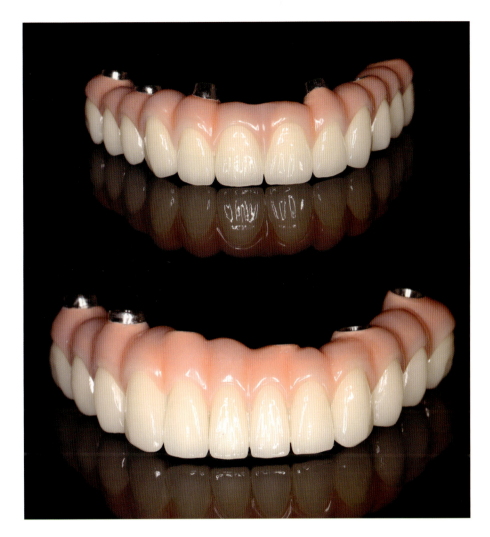

图 9-5-3b　修复体正面观

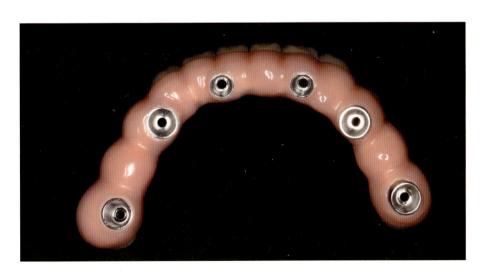

图 9-5-3c　修复体龈面观

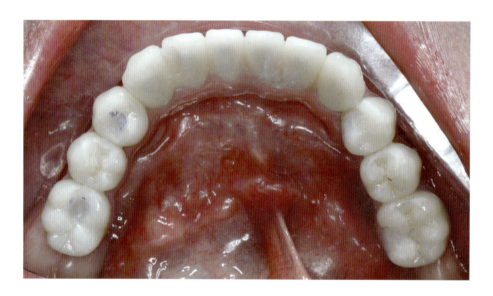

图 9-5-3d  修复体殆面观

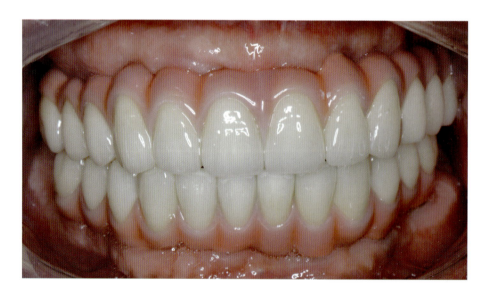

图 9-5-3e  戴牙后口内观

## 四、纯钛切削支架 + 烤瓷粘接单冠（图 9-5-4）

### 设计思路与亮点分析

上颌和下颌各完成 5 颗种植体植入，骨结合完成后采用开窗式印模两步法制取终印模，计算机辅助设计支架并虚拟排牙，使用计算机辅助切削完成纯钛义齿支架制作。先行试戴支架，同时制作银钯合金烤瓷单冠修复体，粘接固位，美学效果更佳。另外，也克服了聚合瓷与纯钛之间直接机械结合可能不紧密的问题。

此病例中，虽然有种植体的开口位置位于唇面，但由于 Malo Bridge 的设计特点，利用完整的单冠修复体粘接覆盖了螺丝孔，且采用的是临时粘接，同样可以实现修复体的快速维护和修补。

（病例提供：晏奇博士，武汉大学口腔医院）

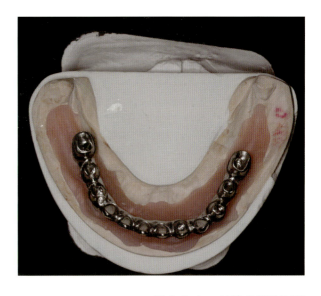

图 9-5-4a　纯钛支架𬌗面观

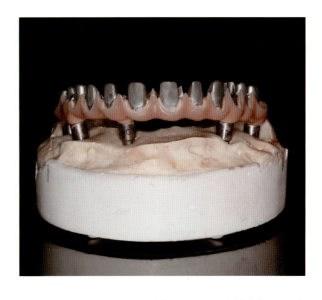

图 9-5-4b　纯钛支架正面观

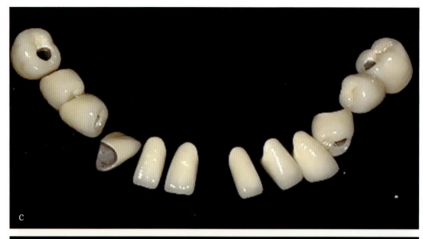

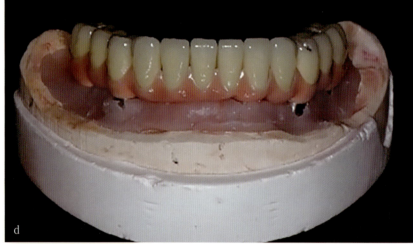

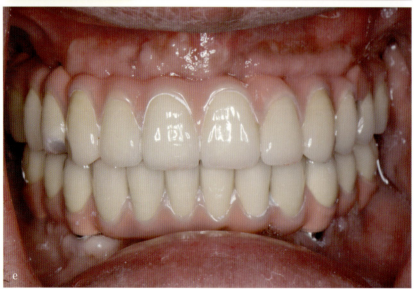

图9-5-4c　粘接固位的烤瓷修复体
图9-5-4d　修复体整体正面观
图9-5-4e　戴牙后口内观

## 五、纯钛切削支架 + 全瓷粘接冠 / 桥（图 9-5-5）

### 设计思路与亮点分析

本病例采用 CAD/CAM 技术切削出纯钛支架，上部修复也为全瓷粘接单冠或者桥体，无螺丝开孔位置直接口外粘接固位，实现了极佳的美学效果。

此病例中，在保证种植体植入位置合适的情况下，种植体的开口位置均位于殆面，所以在所有的单冠或桥体上预留了螺丝通道，因此在全瓷冠和桥体粘接后，仍然可以在修复体表面找到螺丝孔，实现修复体的螺丝固位，有利于后期对于修复体的整体维护。

（病例提供：李志鹏博士，中山大学附属口腔医院）

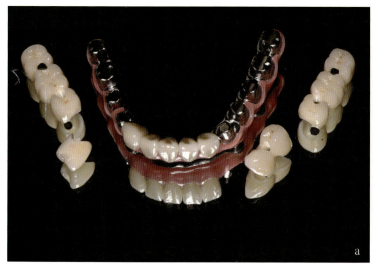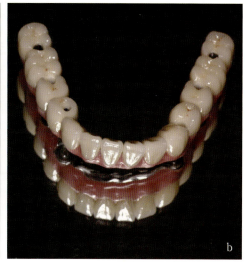

图 9-5-5a　纯钛支架 + 全瓷单冠和固定桥（粘接前）
图 9-5-5b　纯钛支架 + 全瓷单冠和固定桥（粘接后）

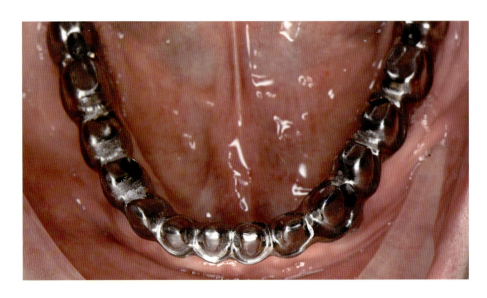

图 9-5-5c　口内试戴支架

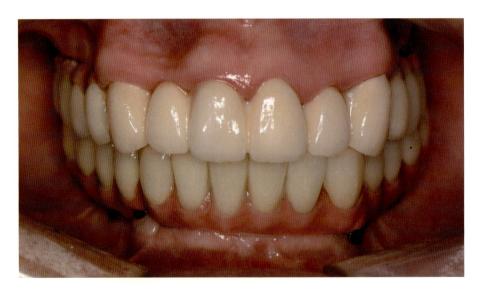

图 9-5-5d　戴牙后口内观

## 六、氧化锆切削支架 + 全瓷粘接单冠（图 9-5-6）

### 设计思路与亮点分析

　　种植体植入时制作即刻负重修复体，后期采用被动印模，借用电子面弓、DSD 设计等工具顺利完成了该病例。

　　本病例为全口无牙颌患者，上颌采用翼上颌种植，垂直向软硬组织有吸收，水平向尚可。采用全口种植修复（PIB 氧化锆固定修复），其优点为：取戴方便；无残留粘接剂风险；独特的氧化锆成型技术，硬锆切削，保证精度与强度；保障持久的边缘密合性；高度精密的生产和检测工艺（误差 <20μm）；美观性高。（病例提供：上海慧丰牙科技术有限公司）

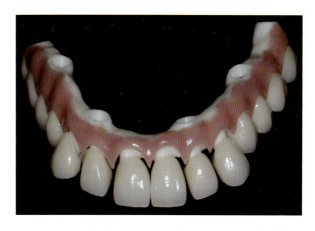

图 9-5-6a　氧化锆支架 + 全瓷单冠和固定桥（粘接前）

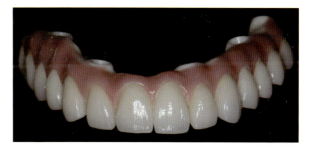

图 9-5-6b　氧化锆支架 + 全瓷单冠和固定桥（粘接后）

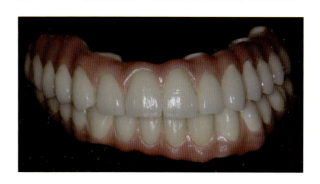

图 9-5-6c　氧化锆支架 + 全瓷单冠和固定桥（咬合正面观）

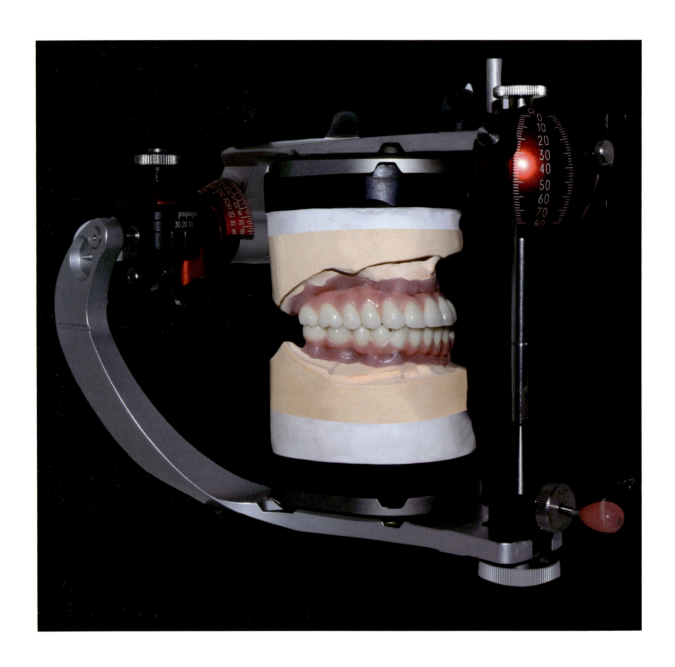

图 9-5-6d　氧化锆支架 + 全瓷单冠和固定桥（上殆架）

## 七、PEEK 支架 + 树脂堆塑一体桥（图 9-5-7）

### 设计思路与亮点分析

使用 PEEK 材料计算机辅助切削完成义齿支架制作，树脂堆塑人工牙及牙龈，临床试戴后抛光，最终完成修复体制作。PEEK 支架与纯钛切削外冠间使用树脂粘接剂进行粘接，一方面可以在一定程度上增加彼此之间的宽容度，使支架实现被动就位，减少彼此间的应力集中；另一方面，可以实现螺丝固位，如后期发生生物学并发症，可以及时有效地将种植上部结构进行拆卸清洁，为后期的维护治疗奠定基础。

另外，本病例采用结合树脂堆塑技术恢复软硬组织缺损，完成种植上部结构修复，因 PEEK 与表面树脂在弹性模量等生物力学性能上非常匹配，因此在承受力后，可以有效地分散和传递应力，从而降低机械并发症的发生。采用树脂进行人工牙和牙龈的堆塑可以快速对牙齿进行塑形，利于进行修复体的设计和精细调整，同时后期如出现修复体树脂崩脱或折裂等机械并发症，可在椅旁快速进行修补。

（病例提供：李德利博士，北京大学口腔医院第二门诊部）

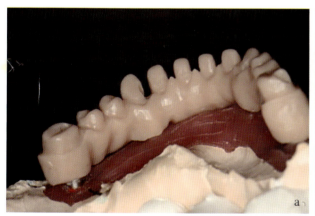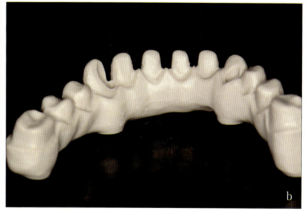

图 9-5-7a　根据采集的咬合信息，制作支架蜡型
图 9-5-7b　根据支架蜡型，CAD/CAM 制作 PEEK 支架

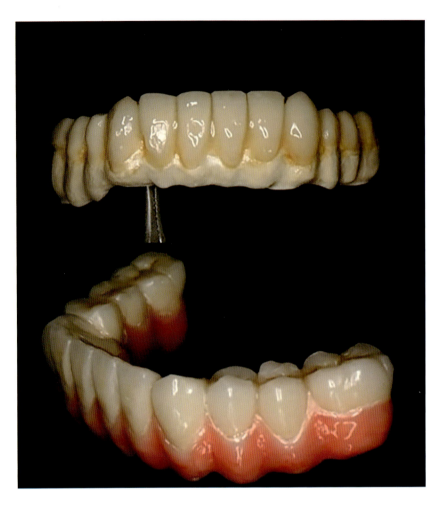

图 9-5-7c 利用树脂制作人工牙及牙龈

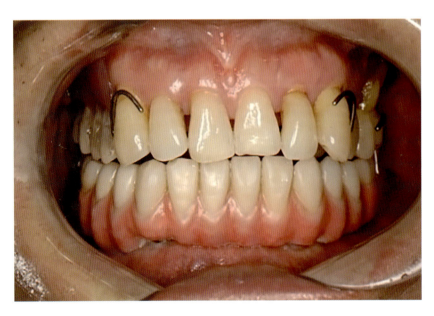

图 9-5-7d 戴牙后口内观

## 八、塑料桥临时修复（图 9-5-8）

### 设计思路与亮点分析

无牙颌患者长期受到缺牙困扰，对恢复咬合的需求非常迫切，因此通常要求种植同期即刻负重。分别在上颌窦前壁及下颌颏孔前方倾斜植入种植体，以在该区域获得更好的初期稳定性，为临时修复体提供可靠的支撑，此区域是义齿承受咬合力较集中的区域。上颌磨牙区因骨高度限制，无法大扭力垂直植入种植体，故选择利用上颌结节及翼板区，上颌结节骨量较多，翼板骨质较致密，种植体尖部穿过翼板区，体部位于上颌结节内，可获得较大的植入扭力，为上颌后牙区临时修复体提供足够支撑。

本病例采用取模的方式制作塑料临时修复体，完全的螺丝固位也有利于临时修复体的不断调整。同时这种设计方式使用钢丝或钛丝加强临时修复体的强度，减少了修复体在加工以及使用过程中折断的风险。

（病例提供：韶波教授，内蒙古自治区人民医院；上海慧丰牙科技术有限公司）

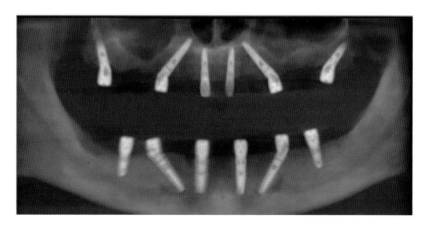

图 9-5-8a　种植体植入后的 CT 影像

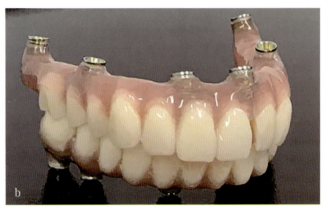

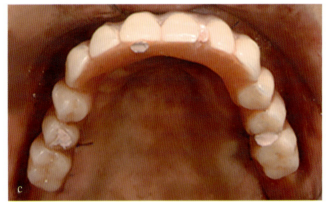

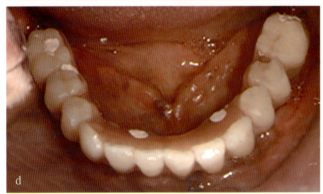

图 9-5-8b　即刻临时修复体照片
图 9-5-8c　即刻临时修复体上颌𬌗面观
图 9-5-8d　即刻临时修复体下颌𬌗面观

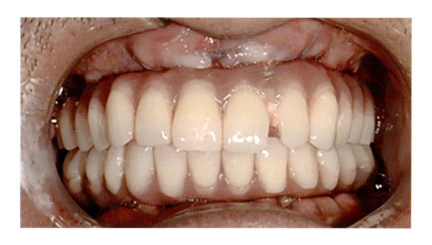

图 9-5-8e　即刻临时修复体口内正面观

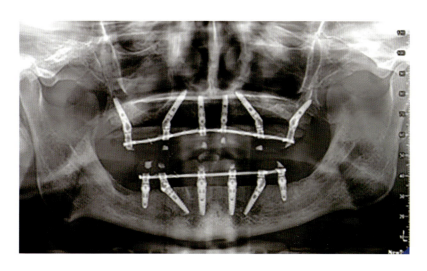

图 9-5-8f　即刻临时修复体口内就位全景片

## 九、PMMA 树脂桥临时修复（图9-5-9）

### 设计思路与亮点分析

术前采用数字化设计种植体植入位点，手术完成后即刻安装复合基台及临时钛基底，将 PMMA 树脂临时修复体戴入口内，利用流动树脂连接临时修复体与钛基底，光固化流动树脂后，取下连接好的钛基底与临时修复体，在口外用临时修复材料修整抛光好临时修复体，随后重新将临时修复体戴入口内，调整好咬合关系。

本病例采用 CAD/CAM 技术，预先切削好 PMMA 树脂临时修复体，是目前的全程数字化种植修复的典型代表。修复体的就位、咬合关系都十分合适，完全的螺丝固位也有利于临时修复体的不断调整。但值得注意的是，这种设计方式无法使用钢丝加强临时修复体的强度，要注意修复体在加工以及使用过程中折断的风险。

（病例提供：晏奇博士，武汉大学口腔医院）

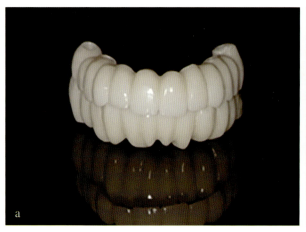 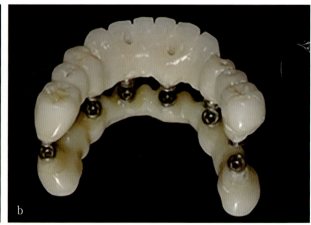

图9-5-9a　根据数字化方案设计 CAD/CAM 预成 PMMA 树脂临时桥
图9-5-9b　与钛基底连接后的 PMMA 树脂临时修复体口外观

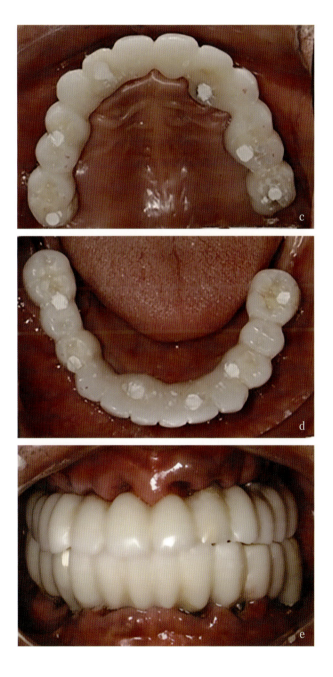

图 9-5-9c　临时修复体戴入口内上颌𬌗面观
图 9-5-9d　临时修复体戴入口内下颌𬌗面观
图 9-5-9e　临时修复体戴入口内正面观

## 第 6 节 总结

在修复支架的选择上，CAD/CAM 钛支架目前在临床上应用最为广泛，而利用 CAD/CAM 技术制作的氧化锆支架、PEEK 支架都可以在临床治疗中取得不错的效果。而在临时修复体修复材料的选择上，需要注意的是修复体内部的强度。缺少钢丝等结构加固的临时修复体可能面临折断的风险。而在上部修复体材料的选择中，无论是聚合瓷、金属烤瓷，还是全瓷材料，都是理想的选择。而一体化设计还是单冠粘接的设计，更多需要考虑的是种植体螺丝孔开口的位置，如果开口位置位于唇面，则更推荐使用 Malo Bridge 单冠粘接的设计方式。

目前，在无牙颌种植修复的材料选择上，尚缺乏长期的、高质量的临床研究来证实某些材料相对于其他材料的优越性，因此提供给广大临床医生的材料选择仍然是五花八门。大部分临床医生仍然是凭借自己的经验和喜好来进行选择，希望本章能够在目前现有的临床证据和病例的支持下，给广大临床医生在修复材料的选择上提供一些参考和建议。

## 致谢

感谢为本章提供临床病例的中山大学附属口腔医院李志鹏博士、武汉大学口腔医院晏奇博士、北京大学口腔医院第二门诊部李德利博士、内蒙古自治区人民医院韶波教授和上海慧丰牙科技术有限公司。

## 参考文献

[1] Alqurashi H, Khurshid Z, Syed AUY, et al. Polyetherketoneketone (PEKK): An emerging biomaterial for oral implants and dental prostheses[J]. J Adv Res, 2021, 28: 87-95.

[2] Poggio CE, Ercoli C, Rispoli L, et al. Metal-free materials for fixed prosthodontic restorations[J]. Cochrane Database Syst Rev, 2017, 12(12): Cd009606.

第10章

# Case
# Presentation

病例展示

# CASE PRESENTATION

# 第 10 章　病例展示

在本章中，笔者希望通过病例报道的形式介绍翼上颌种植的实战技巧，并分享了一些医生的临床感悟，希望这种直观的呈现方式能给本书的读者提供对翼上颌种植更为全面和实用的信息。

## 第 1 节　局部牙列缺损病例

### 一、病例 1：全程导板引导上颌结节种植体植入

#### （一）概述

患者，女，77 岁，左上后牙区缺牙半年余，现要求固定修复。患者无系统病史，无过敏史。

口内检查发现 26、27 牙缺失，骨宽度理想。37 伸长，咬合空间约 3mm。全景片显示 26 位点剩余骨高度（RBH）7 ～ 9mm，27 位点 RBH1 ～ 3mm，左侧上颌结节较为丰满，37 远中龋坏（图 10-1-1）。充分沟通后患者选择种植 26 位点 + 翼上颌位点，并行 37 根管治疗后截冠。

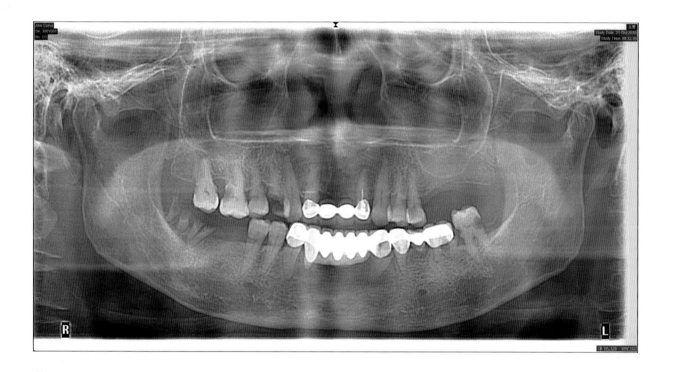

图 10-1-1　术前口内全景片

## （二）治疗过程

拍摄 CBCT 并获取口内光学数据后导入 Nobel Clinician 软件进行种植方案设计（图 10-1-2）：左侧翼上颌位点设计上颌结节种植体（图 10-1-3a），16 位点垂直植入（图 10-1-3b），以此数据生成全程导板引导外科手术（图 10-1-4 和图 10-1-5），为保证全程导板就位防止翘动，在左上腭侧设置一颗固位钉（图 10-1-6 和图 10-1-7）。利用 3D 打印技术生成外科导板并在模型上就位（图 10-1-8）。手术中借助全程导板行不翻瓣种植体植入术，安装复合基台和愈合帽（图 10-1-9）。术后即刻 CBCT 显示翼上颌位点植入的 Nobel Active 4.3mm×13mm 种植体以与 Frankfort 平面成 70°的角度植入，并充分利用了上颌结节的骨量（图 10-1-10）。术后 3 个月的 CBCT 显示翼上颌位点种植体颊腭侧骨量充足，骨结合良好（图 10-1-11）。基台水平印模，使用临时树脂冠进行咬合调整（图 10-1-12），并完成最终全瓷冠修复（图 10-1-13 和图 10-1-14）。结合术前、术后 CBCT 影像计算全程导板精度，可以发现翼上颌种植体角度偏差为 4.5°，根尖处偏差为 1.5mm（图 10-1-15）。

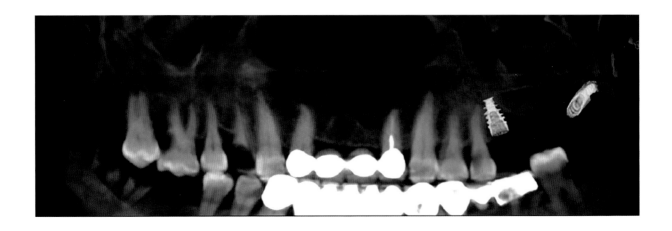

图 10-1-2　种植体三维位置全景界面

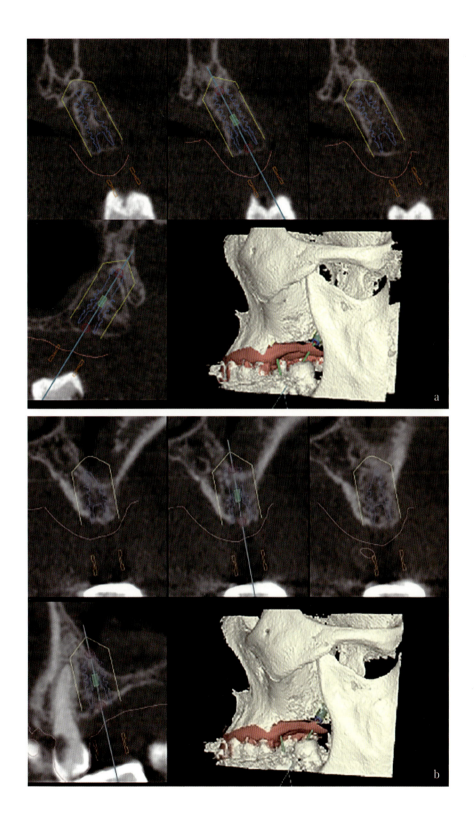

图 10-1-3a　翼上颌位点设计截图
图 10-1-3b　26 位点设计截图

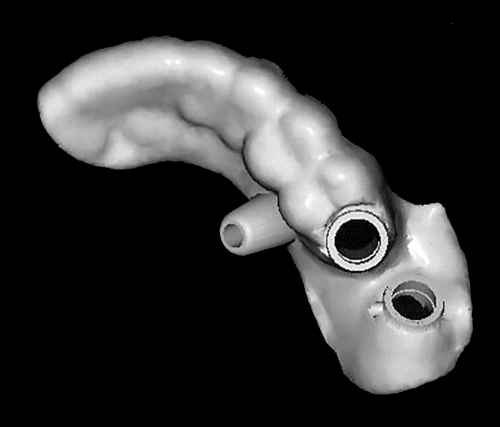

图 10-1-4　导板定位效果图

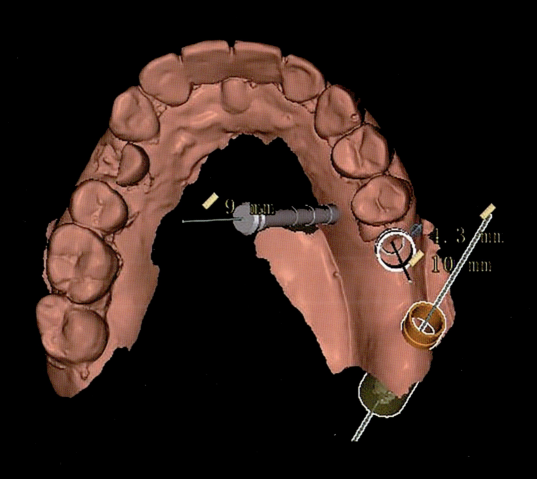

图 10-1-5　种植体位置示意图

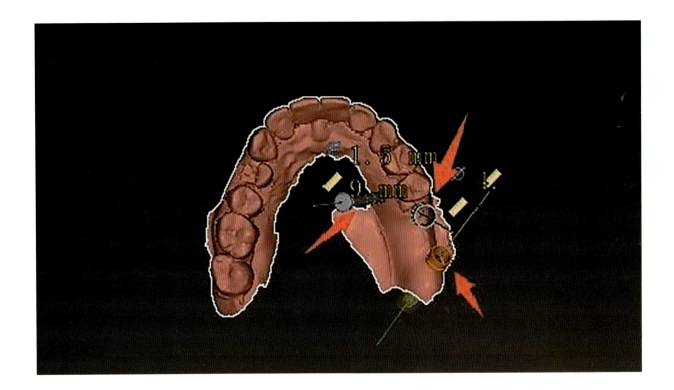

图 10-1-6　固位钉 AP1 示意图 1

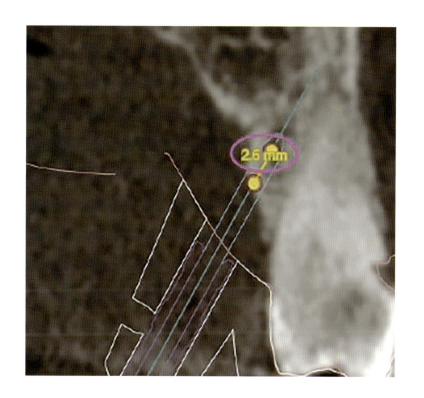

图 10-1-7 固位钉 AP1 示意图 2

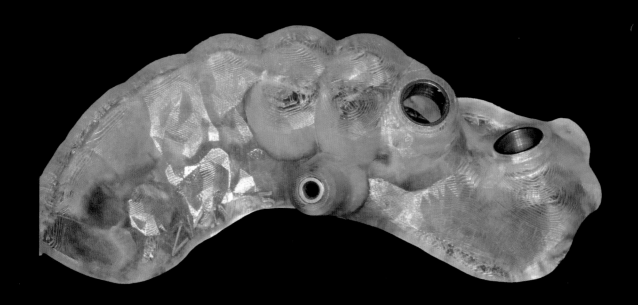

图 10-1-8a　打印导板

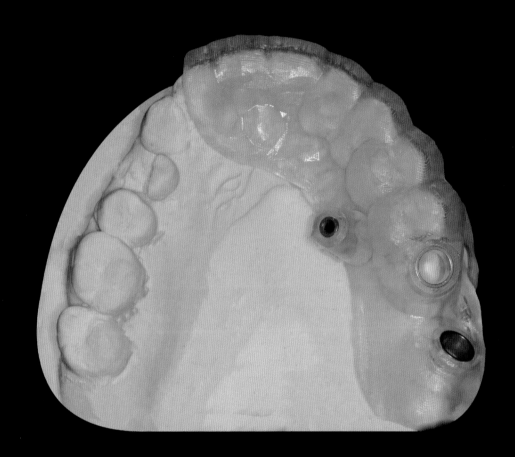

图 10-1-8b　模型上导板就位

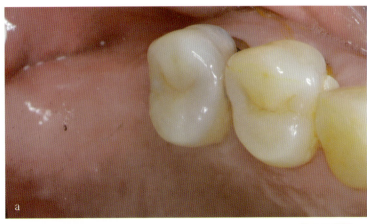

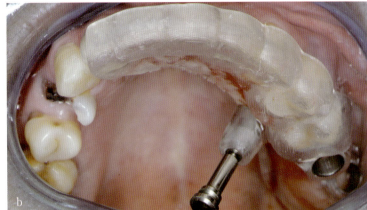

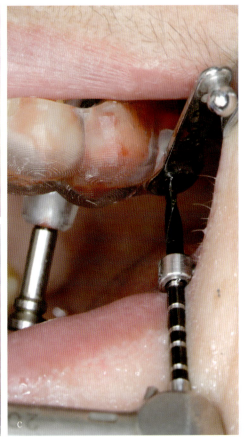

图 10-1-9a　术前口内观

图 10-1-9b　外科手术导板就位

图 10-1-9c　全程导板引导下备洞

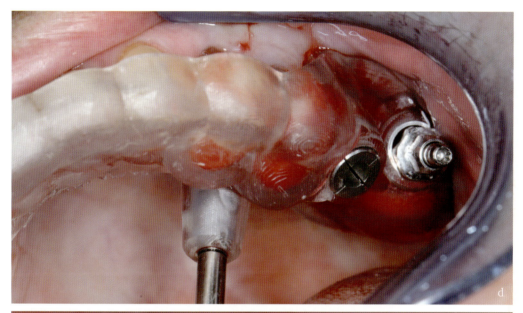

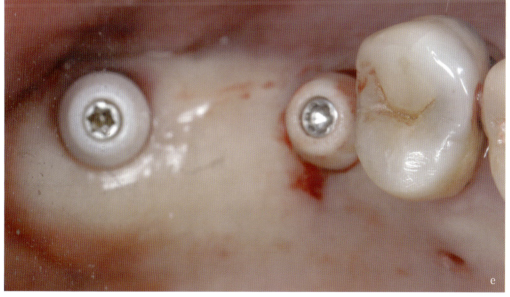

图 10-1-9d　导板锁杆就位辅助固位

图 10-1-9e　术后口内观

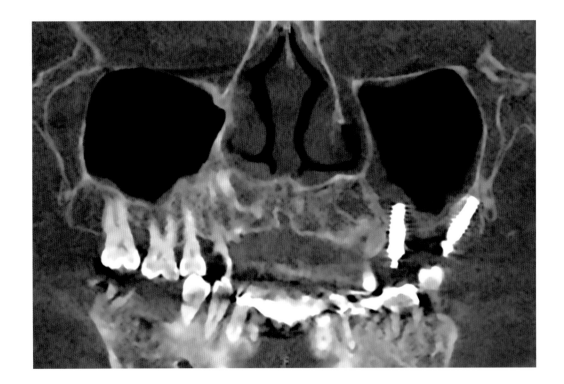

图 10-1-10　术后即刻 CBCT（全景界面）

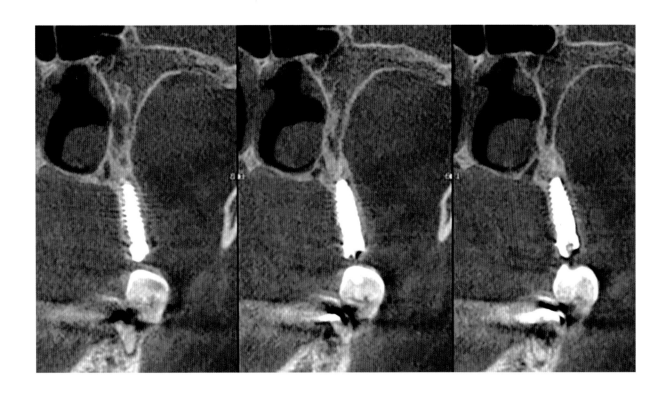

图 10-1-11　术后 3 个月种植体位置

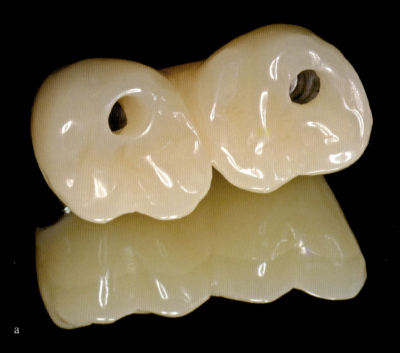

a

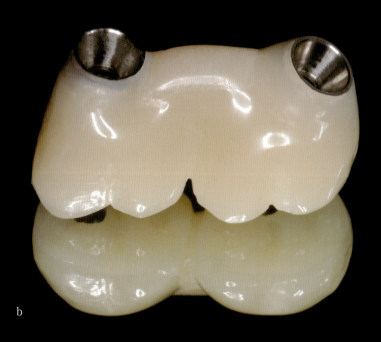

b

图 10-1-12a　树脂临时修复体
图 10-1-12b　树脂临时修复体接口

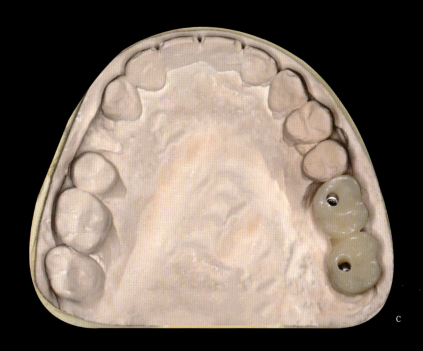

c

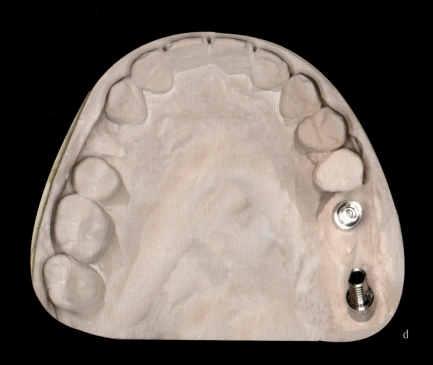

d

图 10-1-12c　模型上树脂临时修复体就位
图 10-1-12d　模型上基台位置

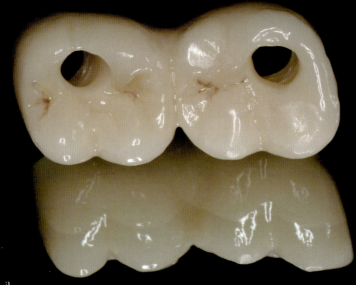

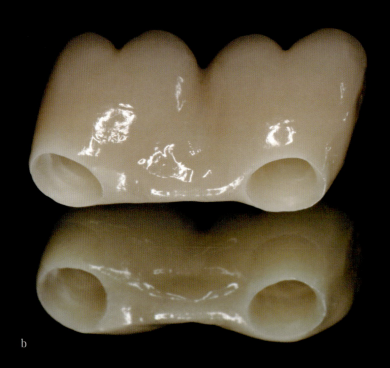

图 10-1-13a　永久修复体（𬌗面观）

图 10-1-13b　永久修复体（侧面观）

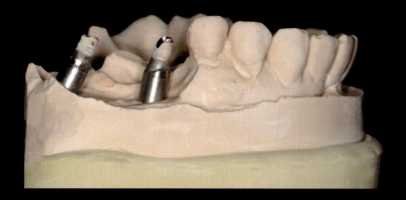

c

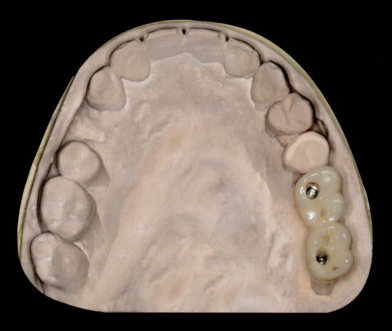

d

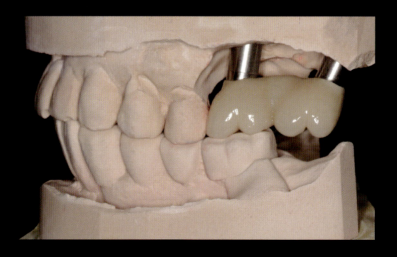

e

图 10-1-13c　模型上基台位置高度
图 10-1-13d　模型上义齿𬌗面观
图 10-1-13e　模型上义齿侧面观

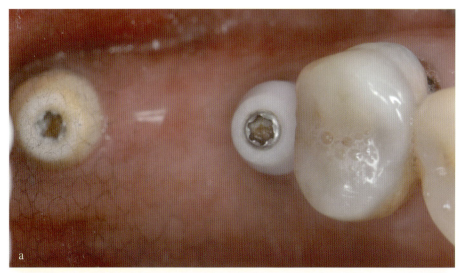

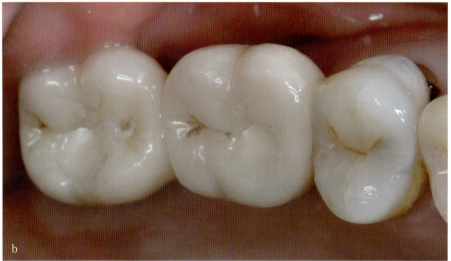

图 10-1-14a　术后 3 个月口内情况
图 10-1-14b　最终修复后

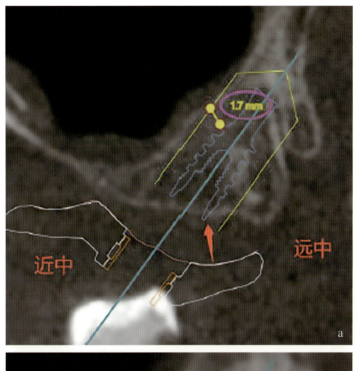

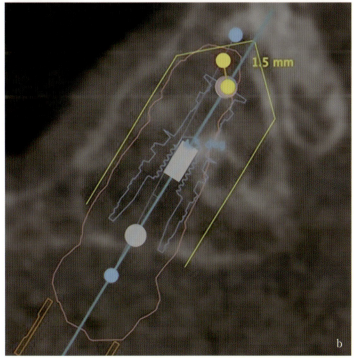

图 10-1-15a　翼上颌位点术前设计方案
图 10-1-15b　翼上颌位点植入精度分析

## （三）治疗心得

### 1. 治疗方案选择

本病例患者年龄较大，不接受创伤较大的治疗方案，因此排除了选择 27 位点侧壁开窗术的选项。上颌结节区骨量充足，可以容纳 13 ~ 15mm 长度种植体，术前评估认为可以获得良好的初期稳定性（术中植入扭矩 >35Ncm）且无须进行即刻负载，因此选择安全性更高的上颌结节种植，而无须借助翼突的密质骨提供额外初期稳定性。选择与 Frankfort 平面成 70°的植入角度，是为了安装 30°复合基台后能获得较为理想的受力角度。

### 2. 全程导板精度分析

在本病例中选择了使用不翻瓣技术结合全程导板的方案，虽然传统的二单位牙支持式导板通常无须设置固位钉，但是根据术者的临床经验，仍然在左上后牙腭侧区域设置了一颗固位钉，这是由于上颌结节处牙龈较厚，可能造成导板远中端产生轻微的抬升，这也是导致翼上颌种植手术导板精度略低的常见原因。值得一提的是，术后的精度分析显示最终种植体植入的三维位置仍然与设计位置有一定的偏差（根尖偏差 1.5mm，角度偏差 4.5°），但是选择了术中风险较低的上颌结节种植且患者的上颌结节较为丰满，因此该偏差是可接受的。必须指出的是，对于使用黏膜支持式导板进行翼上颌种植的病例中，必须更为小心由于导板误差所导致的可能的术中并发症（详见病例 5）。

（病例提供：史俊宇博士，上海交通大学医学院附属第九人民医院）

## 二、病例 2：动态导航引导翼突种植体植入

### （一）概述

患者，男，62 岁，右上后牙区缺牙 3 个多月，现要求固定修复。患者无系统病史，无过敏史。口内检查发现 14-17 牙缺失，骨宽度可。咬合空间充足，14 位点剩余骨高度（RBH）>10mm，16、17 位点 RBH<2mm，上颌结节处丰满（图 10-1-16）。与患者充分沟通后选择在动态导航引导下，行 14 位点和右侧翼上颌位点种植体植入，延期行固定桥修复。

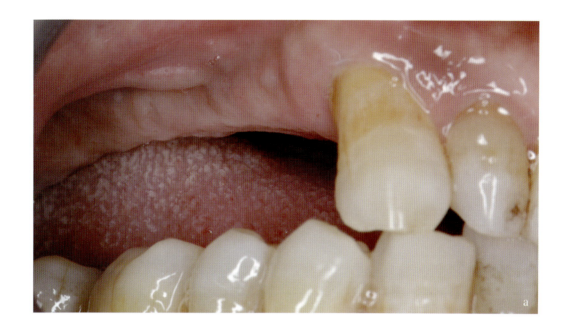

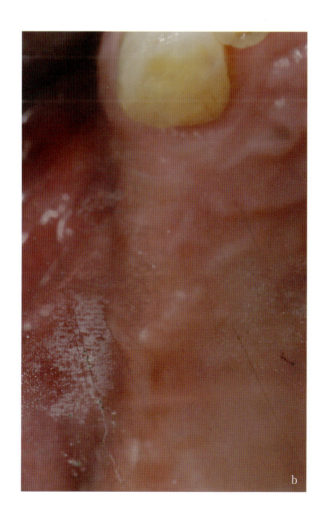

图 10-1-16a　术前口内正面观
图 10-1-16b　术前口内𬌗面观

## （二）治疗过程

　　术前患者佩戴 U 形管拍摄 CBCT 并进行种植体三维位置设计。首先进行种植手机与参考板的注册，确定两者的相对空间关系，再利用冠桥树脂将参考板固定在左侧上颌后牙处以固定参考板与上颌骨之间的相对空间关系（图 10-1-17）。最后使用 U 形管配准彻底建立种植手机、参考板和上颌骨三者之间的空间坐标系（图 10-1-18）。在红外导航仪引导下进行 14 和右侧翼上颌位点种植体预备。可以看到 14 位点窝洞预备与设计位置完全相同（图 10-1-19a），而右侧翼上颌位点虽然种植体长轴与设计的方向相同，但是定点过于靠近颊侧（图 10-1-19b），这也造成了种植体植入时颊侧骨板较薄而发生部分骨折。在种植体植入后在颊侧进行了少量植骨，并采用埋入式愈合（图 10-1-20）。术后即刻拍摄全景片显示种植体植入位置基本与设计位置相同（图 10-1-21）。种植术后 5 个月行二期手术，14 位点安装 0°复合基台，右侧翼上颌位点安装 30°复合基台，进行夹板式开窗印模（图 10-1-22），制作四单位固定桥完成上部结构修复（图 10-1-23）。

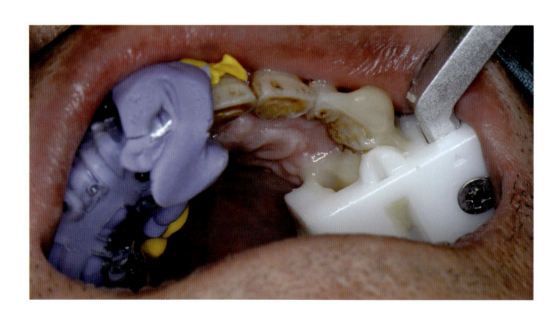

图 10-1-17　口内树脂固定参考板

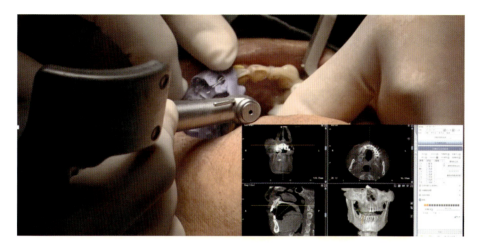

图 10-1-18　U 形管配准

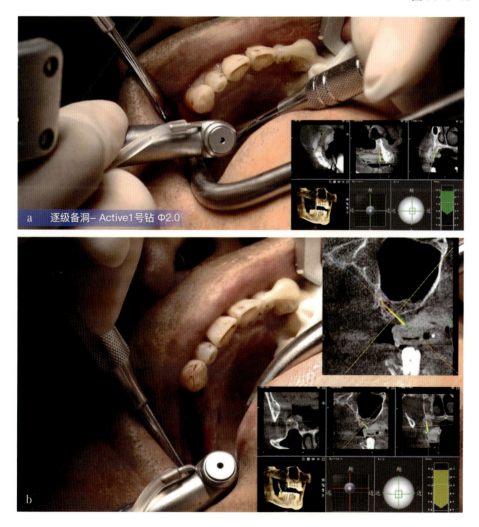

图 10-1-19a　14 位点种植窝洞预备
图 10-1-19b　17 位点种植窝洞预备

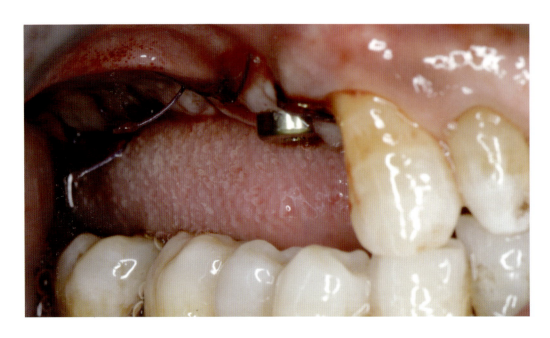

图 10-1-20　外科手术完成

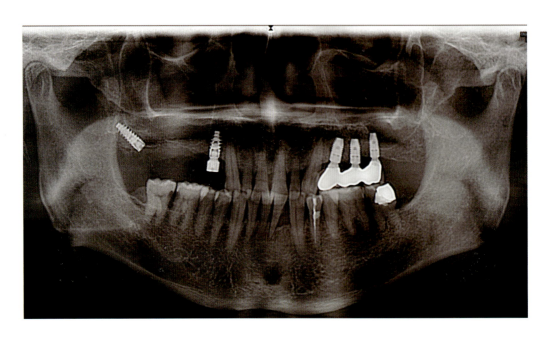

图 10-1-21　术后即刻拍摄全景片

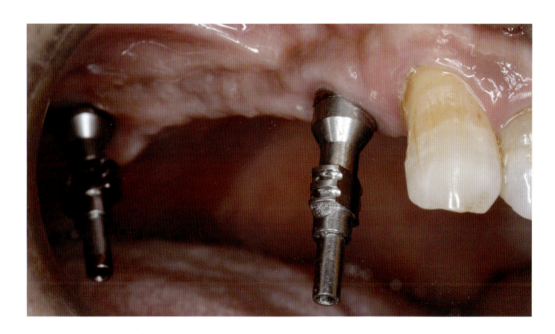

图 10-1-22a 基台水平取模

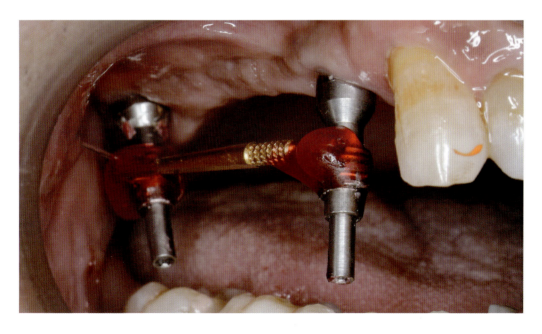

图 10-1-22b 口内金属连接转移杆

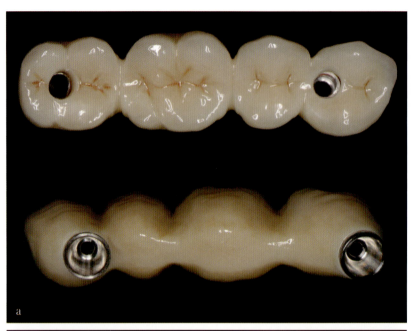

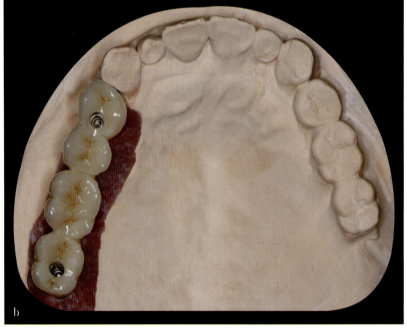

图 10-1-23a　四单位固定桥修复

图 10-1-23b　模型上𬌗面观

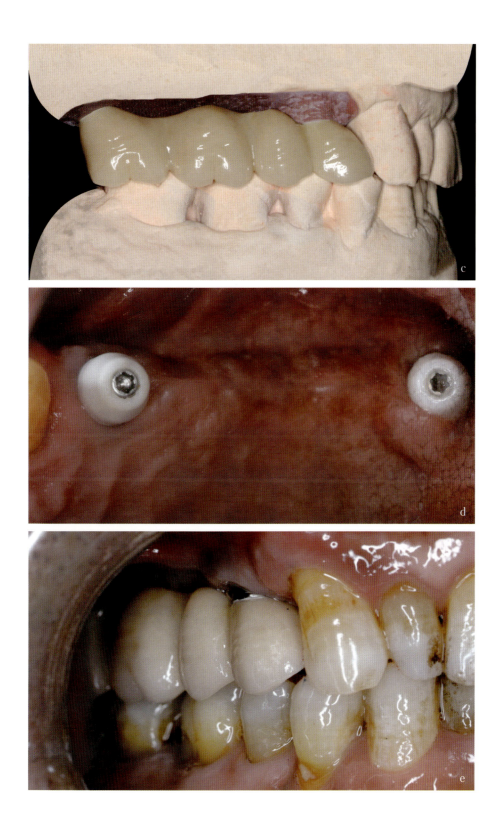

图 10-1-23c　模型上侧面观
图 10-1-23d　术后口内愈合情况
图 10-1-23e　最终修复后

## （三）治疗心得

### 1. 动态导航技术

在本病例中应用了动态导航技术辅助种植体植入，正如病例 1 中所述上颌结节处较厚的黏膜容易使导板无法准确就位而造成种植体位置的偏差，而应用动态导航技术可以有效避免这一局限性。此外，术者可以在显示屏中实时观察到钻针与腭降动脉的相对空间关系，只需要预留足够的安全距离，术者可以将术中损伤腭降动脉的风险降到最低。当然必须指出的是，使用动态导航技术需要一定的学习曲线，根据显示屏中的提示快速反馈到种植体预备的过程需要一定的强化训练。同时由于缺乏静态导板金属导环固定钻针方向的功能，术者需要更稳定地控制种植手机。

### 2. 修复方式选择

本病例中选择了安装两个复合基台完成四单位固定桥修复，正如第 8 章所述在局部牙列缺损的翼上颌种植病例，三维有限元模型计算发现相比于近中位点使用粘接基台的修复方案，该修复方案可以显著降低对皮质骨、14 位点种植体、14 位点基台和四单位固定桥的最大应力。

然而，仍然需要长期的临床观察来确认三维有限元分析的结果是否与临床实际相符。

（病例提供：史俊宇博士，上海交通大学医学院附属第九人民医院）

## 第 2 节　上半口牙齿缺失病例

### 一、病例 3：上半口自由手种植病例

#### （一）概述

患者，男，52 岁，全口多牙松动多月，现要求全口固定修复。患者无系统病史，无过敏史。口内检查发现患者属终末期牙列，上颌余留牙松动 2 ～ 3 度，口腔卫生差，牙石 2 度，全口广泛牙龈退缩，牙槽骨无明显水平向吸收（图 10-2-1b）。术前全景片显示上颌余留牙水平向骨吸收至根尖 1/3，26 位点剩余骨高度约 2mm，其余位点剩余骨高度可，双侧上颌结节丰满（图 10-2-1a）。与患者沟通后，决定先进行上颌半口即刻种植即刻负载，左侧植入上颌结节种植体以避开上颌窦，患者上颌余留牙较多，可辅助种植体植入位点定位，综合考虑后选择自由手植入。

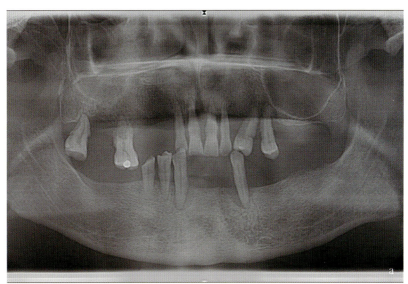

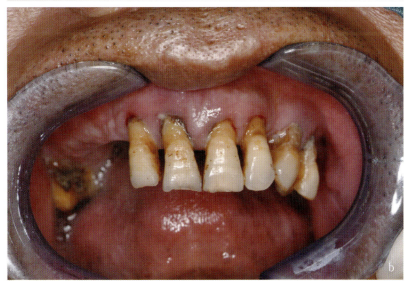

图 10-2-1a　术前口内全景片
图 10-2-1b　术前口内观

## （二）治疗过程

在局部麻醉后拔除上颌余留牙，彻底清创和充分冲洗后选择 16、14、12、22、25 位点垂直植入种植体，植入扭矩均 >35Ncm。在左侧上颌结节处做"Z"形切口，近中侧做颊侧垂直切口，远中侧做偏腭侧斜切口（避免损伤上颌结节末颊侧丰富的血管网络）。翻瓣充分暴露上颌结节最后点（MT 点）（图 10-2-2a），按术前设计位点（距离 MT 点至少 7mm，理想时 >10mm）定点，按设计方向进行先锋钻预备（图 10-2-2b）。由于设计植入上颌结节种植，后续使用骨挤压器扩孔（图 10-2-2c）。机用植入种植体以避免对骨板造成过大侧向力（图 10-2-2d），植入扭矩 >35Ncm。安装 30°复合基台和基台保护帽（图 10-2-2e），缝合完成手术（图 10-2-2f），术后拍摄全景片确认复合基台就位（图 10-2-3）。3 个月后下颌即刻修复完成后拍全景片，上颌利用 4 颗种植体行即刻负载（图 10-2-4）。6 个月后进行全口最终修复印模（图 10-2-5），使用机械面弓获取颞下颌关节和𬌗平面信息（图 10-2-6），进行夹板式开窗印模（图 10-2-7），设计 CAD/CAM 纯钛切削支架（图 10-2-8 和图 10-2-9）并进行口内试戴（图 10-2-10），确认并转移咬合信息。拍摄全景片确认钛支架精确就位（图 10-2-11）。制作钛支架＋全瓷冠最终修复体，注意桥体龈面微凸以利于长期清洁（图 10-2-12）。口内完成最终修复体安装（图 10-2-13 和图 10-2-14），记录患者面型和上唇丰满度（图 10-2-15）并拍摄全景片确认最终修复体被动就位（图 10-2-16）。

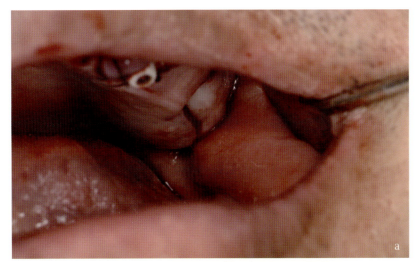

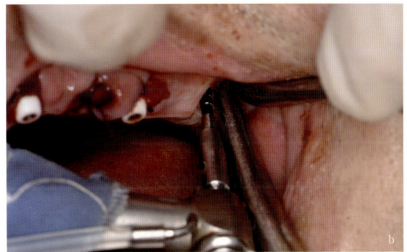

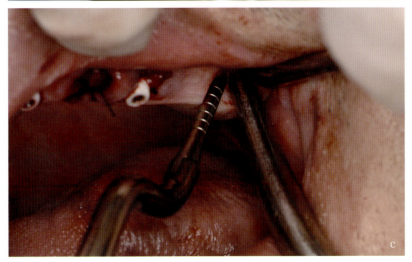

图 10-2-2a 切口设计
图 10-2-2b 先锋钻预备
图 10-2-2c 骨挤压器扩孔

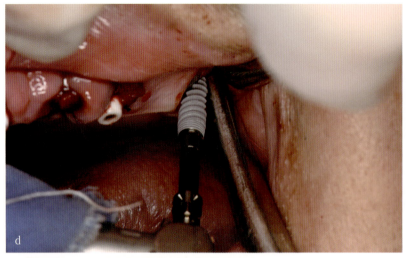

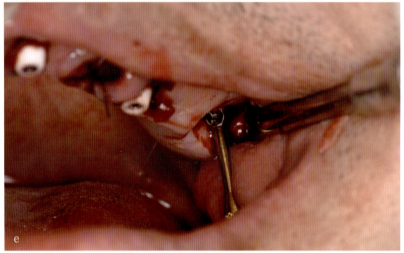

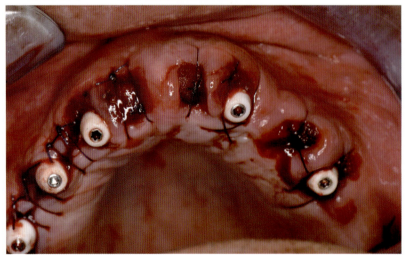

图 10-2-2d　机用植入种植体

图 10-2-2e　安装复合基台及保护帽

图 10-2-2f　外科手术完成

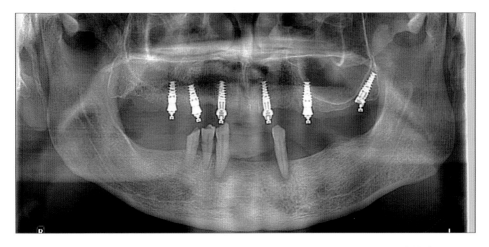

图 10-2-3　术后即刻拍摄全景片

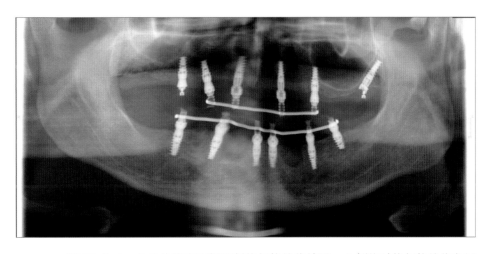

图 10-2-4　全景片检查下颌即刻修复体就位情况，上颌临时修复体就位良好

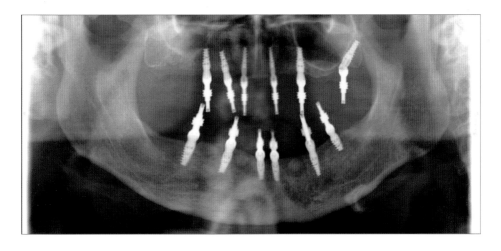

图 10-2-5　6 个月后最终修复，全景片确认基台及转移杆就位

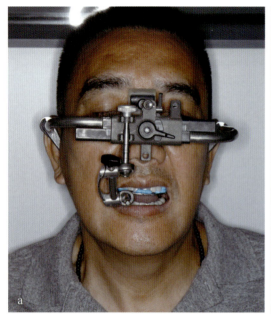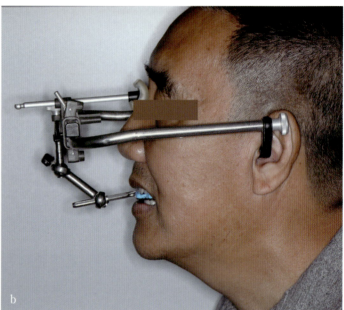

图 10-2-6a、b　机械面弓取模

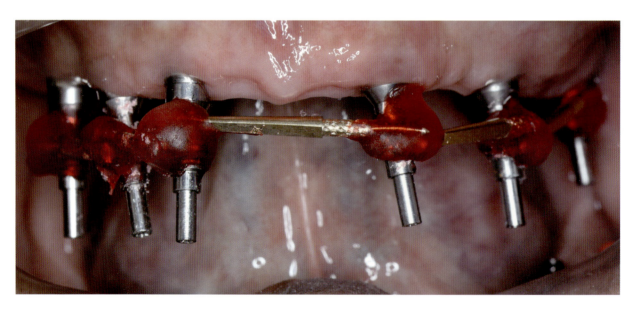

图 10-2-7　用金属杆刚性连接开窗式转移杆

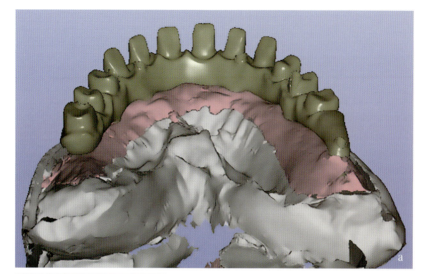

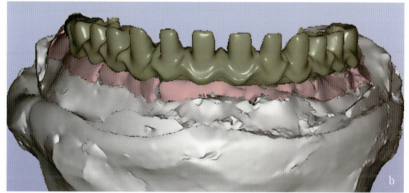

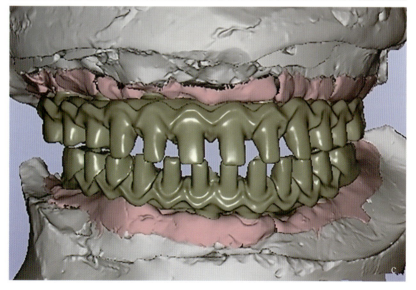

图 10-2-8a　模型上上颌桥架舌面设计
图 10-2-8b　模型上上颌桥架唇面设计
图 10-2-8c　模型上桥架咬合设计

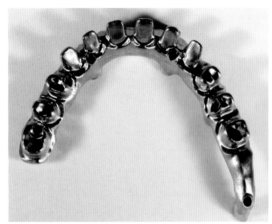

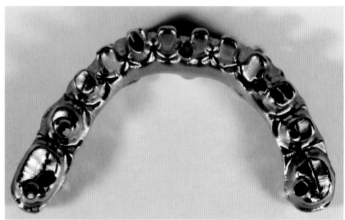

图 10-2-9a　上颌桥架殆面观　　　　　图 10-2-9b　下颌桥架殆面观

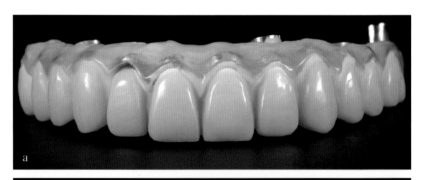

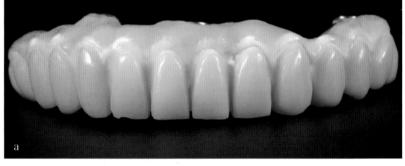

图 10-2-10a　上颌树脂临时修复
体唇面观
图 10-2-10b　下颌树脂临时修复
体唇面观

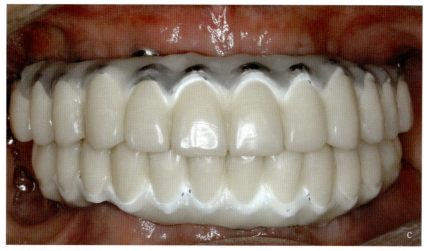

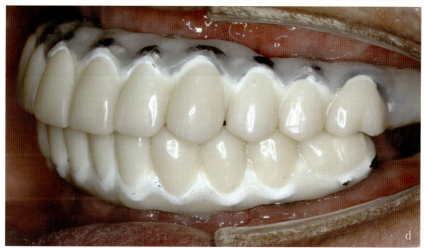

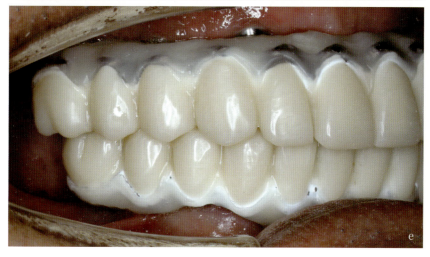

图 10-2-10c　口内树脂临时修复体正面观
图 10-2-10d　口内树脂临时修复体左面观
图 10-2-10e　口内树脂临时修复体右面观

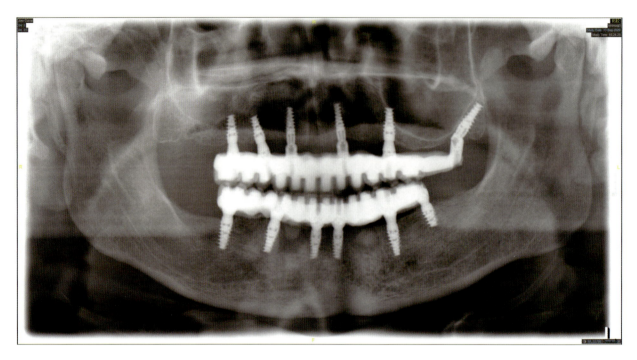

图 10-2-11　全景片口内桥架就位情况

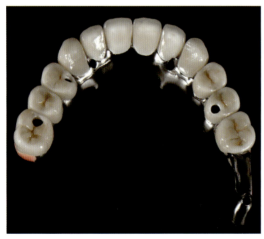

图 10-2-12a　上颌最终修复体殆面观

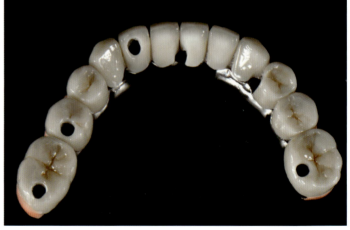

图 10-2-12b　下颌最终修复体殆面观

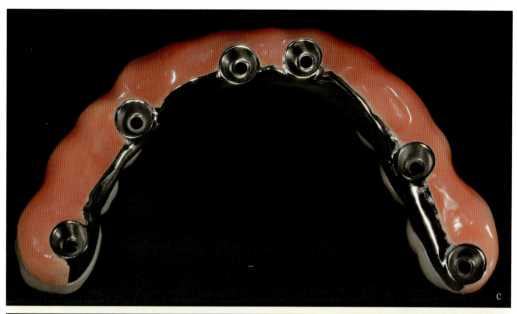

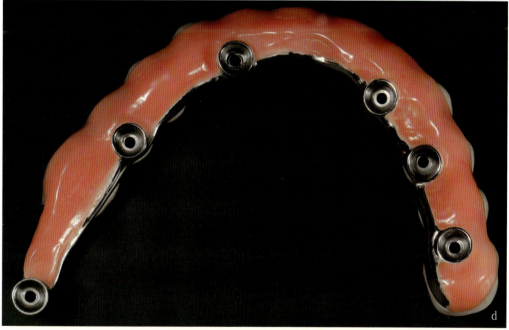

图 10-2-12c 上颌最终修复体龈面观

图 10-2-12d 下颌最终修复体龈面观

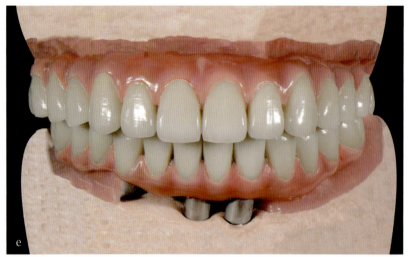

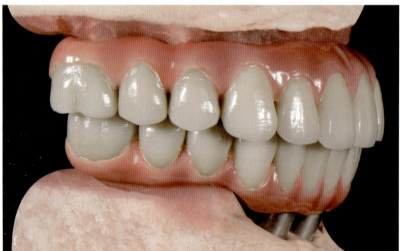

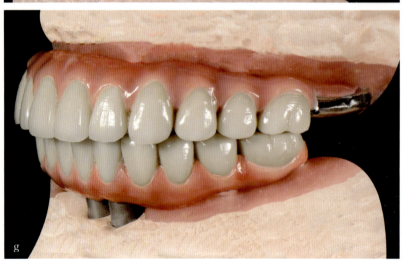

图 10-2-12e　模型上最终修复体正面观

图 10-2-12f　模型上最终修复体右面观

图 10-2-12g　模型上最终修复体左面观

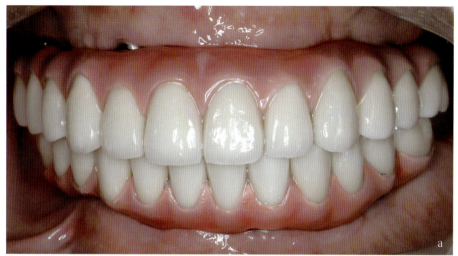

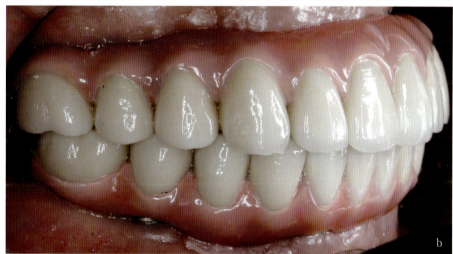

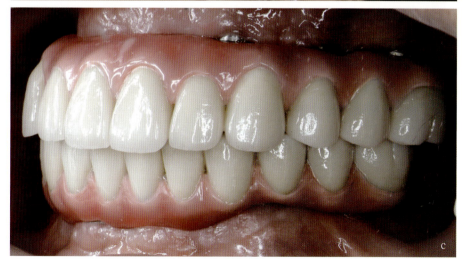

图 10-2-13a　口内最终修复体正面观
图 10-2-13b　口内最终修复体右面观
图 10-2-13c　口内最终修复体左面观

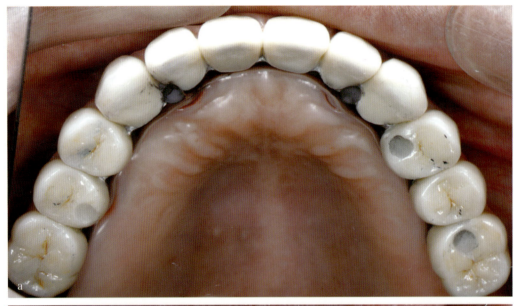

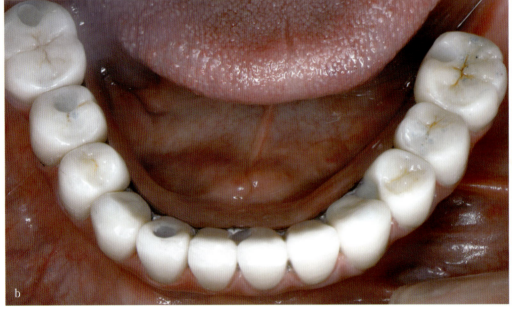

图 10-2-14a　上颌最终修复体𬌗面观
图 10-2-14b　下颌最终修复体𬌗面观

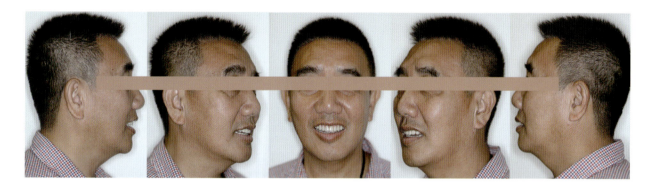

图 10-2-15　最终修复后面像

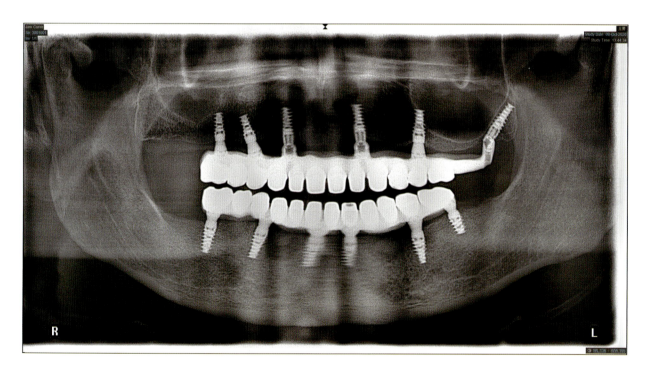

图 10-2-16　全景片确认最终修复体就位

## （三）治疗心得

### 1. 翼上颌种植体类型选择

在本病例中术者选择了进行上颌结节种植体植入，这也是所有翼上颌种植类型中最安全的一种，作该选择的原因有三：

（1）患者为 52 岁男性，左侧上颌结节处骨密度尚可、骨量充足，在骨挤压等外科手段辅助下，即使种植体不延伸至翼突，仍然可以获得良好的初期稳定性（植入扭矩 >35Ncm）。

（2）患者选择上颌即刻种植即刻负载后下颌仍使用活动义齿过渡，待春节过后再行下颌种植治疗，而对颌活动义齿的咬合力较小，使用 4 颗种植体进行即刻负载即可恢复患者的咀嚼效率和面容。

（3）在治疗效果接近的情况下，应当为患者选择最安全、最微创和风险收益比最佳的治疗方式。

### 2. 最终修复体龈面设计

修复体的可清洁性对于种植修复的长期成功是至关重要的，对于跨牙弓的一段式固定种植修复来说，术后的维护和清洁尤为重要，临床医生应当确保修复体的可清洁性并教会患者进行口腔卫生维护。修复体龈面应当设计成浅凸形或平面形以阻止食物和菌斑堆积，利于清洁。这要求术者在种植体植入时要适当修整牙槽骨面，去除菲薄的骨嵴，以避免后期修复体的龈面形成盖嵴设计。

（病例提供：史俊宇博士，上海交通大学医学院附属第九人民医院）

## 二、病例 4：上半口定点导板种植病例

### （一）概述

患者，女，58 岁，要求全口固定修复。患者无系统病史，无过敏史。口内检查发现上颌余留 3 颗切牙，2 度松动，缺牙区牙槽骨有水平向和垂直向吸收，双侧磨牙区骨高度为 2～3mm，患者呈尖圆形牙弓，上唇无明显塌陷，大笑时上颌前牙区唇侧牙龈部分暴露（图 10-2-17）。与患者充分沟通后选择上颌即刻种植即刻负载方案。告知上前牙区可能需截骨以避免大笑时转换区暴露，但会带来更大手术创伤，患者选择不截骨的治疗方案。

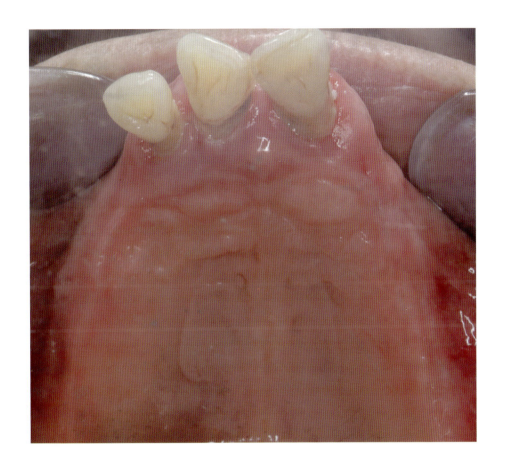

图 10-2-17　术前口内殆面观

## （二）治疗过程

术前拍摄 CBCT 后进行种植体三维位置设计，设计前牙区两颗垂直植入种植体，后牙区设计两颗近中倾斜种植体和两颗翼上颌种植体（图 10-2-18），以避开上颌窦气化范围并充分利用剩余骨量。由于口内余留牙集中于前牙，无法辅助确定翼上颌区植入位点，因此术前设计定点导板（图 10-2-19 和图 10-2-20），术中定点后拔除余留牙（图 10-2-21）后自由手完成 6 颗种植体外科植入（图 10-2-22）。术后技师椅旁进行即刻临时修复体制作并完成戴入（图 10-2-23）。术后 3 个月进行上部结构修复，拆除临时修复体后清洁种植体周围并进行口腔卫生宣教（图 10-2-24），制作个别托盘（图 10-2-25），进行夹板式开窗印模（图 10-2-26）。同时使用硅橡胶复制临时修复体外形做参考（图 10-2-27），进行机械面弓转移后（图 10-2-28），雕刻最终修复体外形（图 10-2-29），设计 CAD/CAM 钛切削支架（图 10-2-30），并试戴树脂桥（图 10-2-31）。最终制作纯钛支架＋全瓷冠完成上部结构修复（图 10-2-32 和图 10-2-33），拍摄全景片确定最终修复体精确就位（图 10-2-34）。

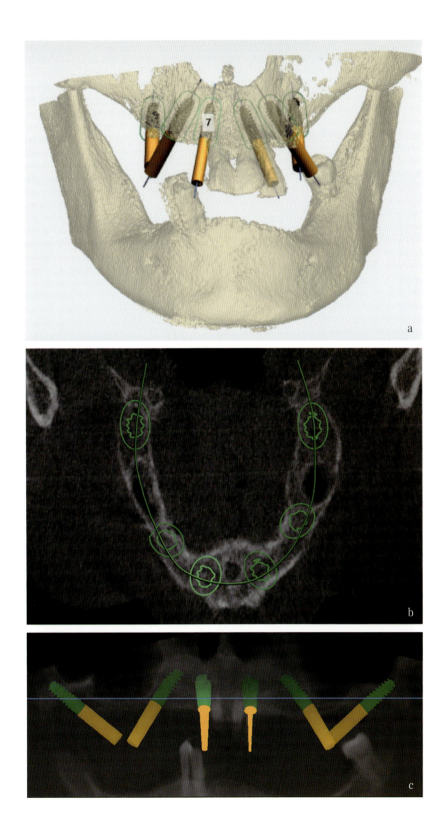

图 10-2-18　种植体三维位置设计：（a）三维重建图；（b）横截面视图；（c）全景视图

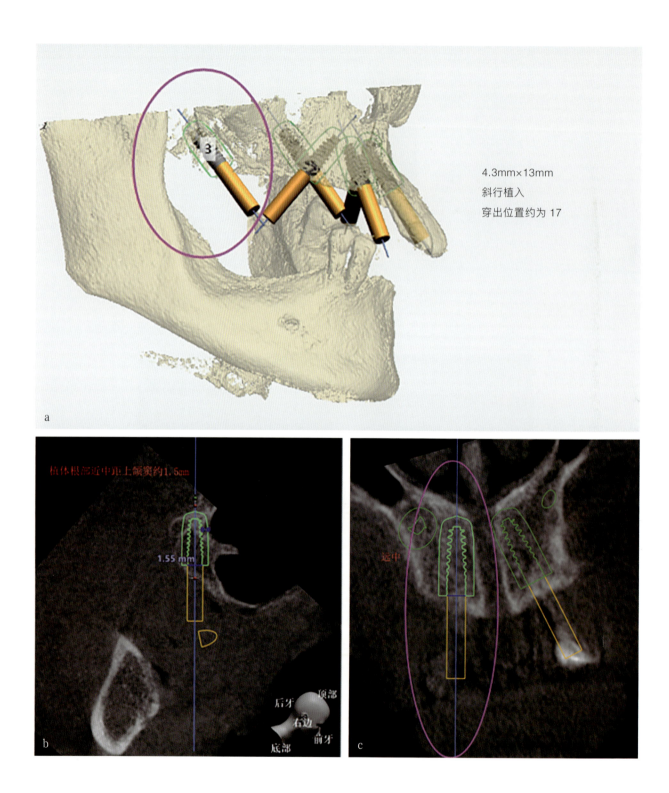

4.3mm×13mm
斜行植入
穿出位置约为 17

图 10-2-19a ~ c　右侧翼上颌种植体穿出位点设计

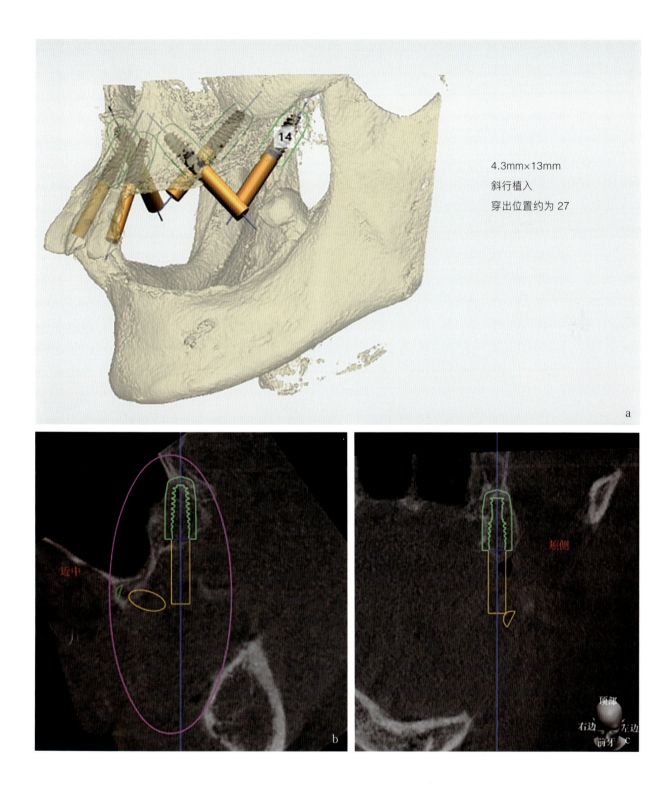

4.3mm×13mm

斜行植入

穿出位置约为 27

图 10-2-20a ~ c 左侧翼上颌种植体穿出位点设计

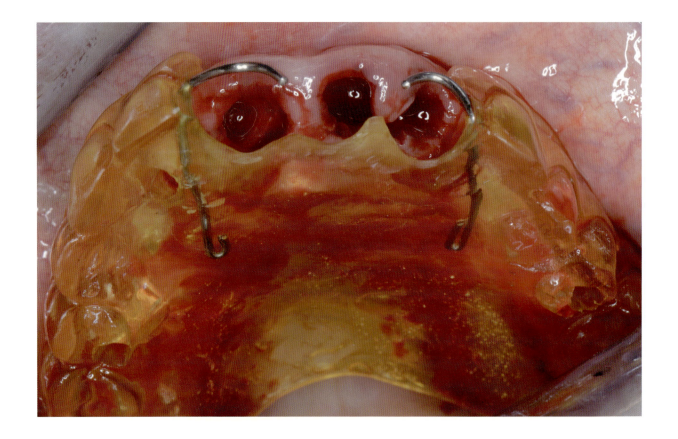

图 10-2-21　定点导板确定种植位点后拔除余牙

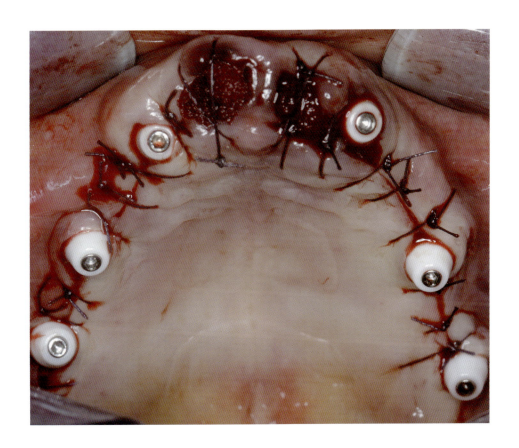

图 10-2-22　外科手术完成

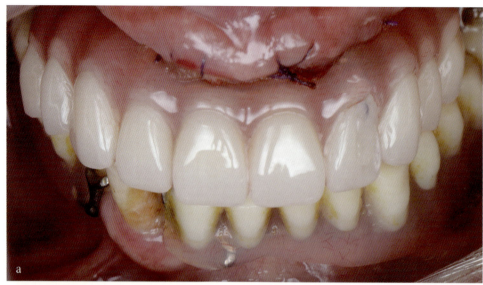

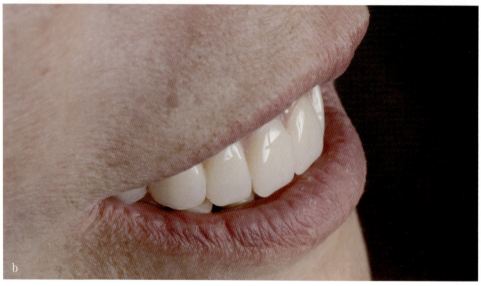

图 10-2-23a　即刻临时修复体正面观
图 10-2-23b　即刻临时修复体口外侧面观

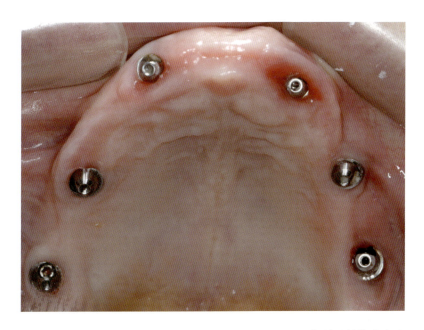

图 10-2-24 3 个月后骨结合完成

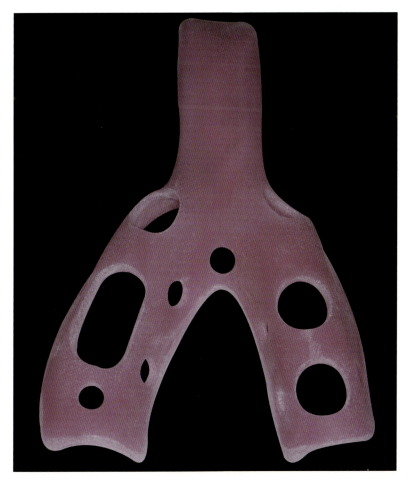

图 10-2-25 制作个别托盘

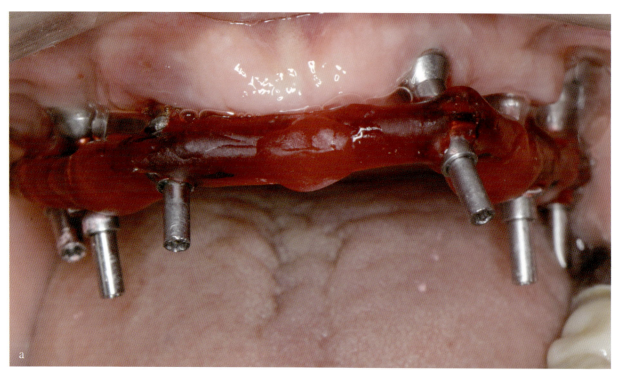

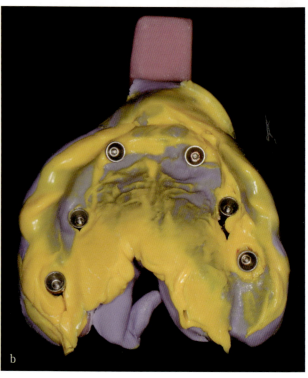

图 10-2-26a　夹板式开窗印模
图 10-2-26b　印模完成

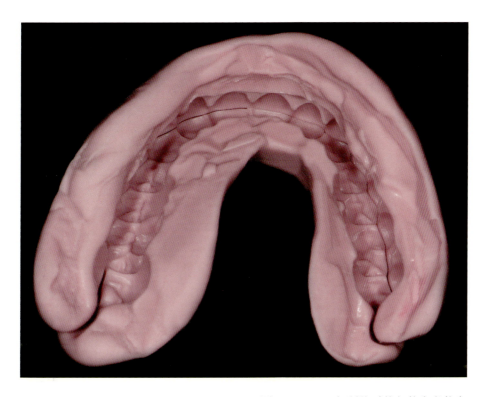

图 10-2-27　复制临时修复体参考信息

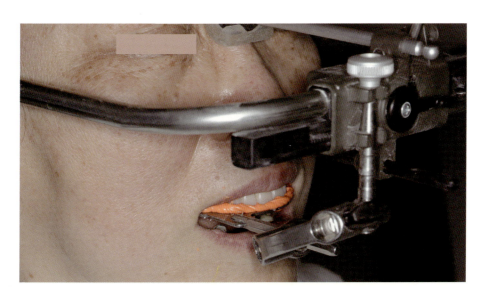

图 10-2-28　进行面弓转移

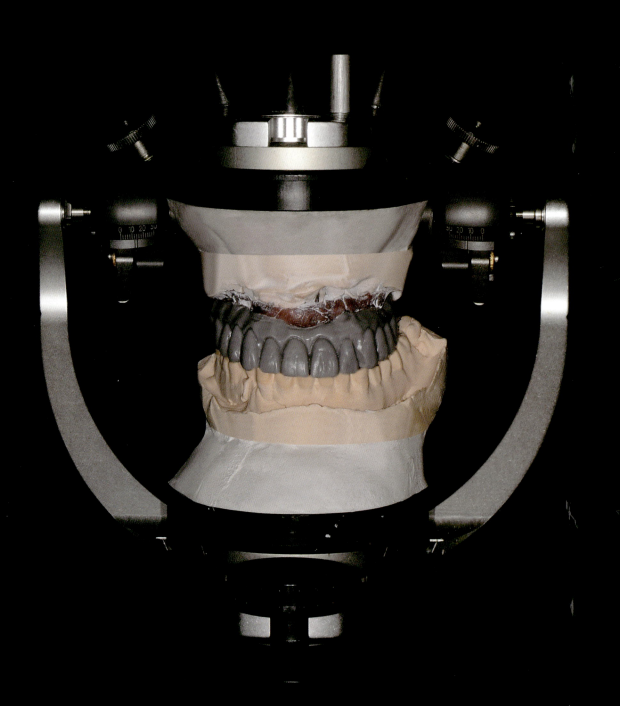

图 10-2-29a  㗊架上蜡型雕刻

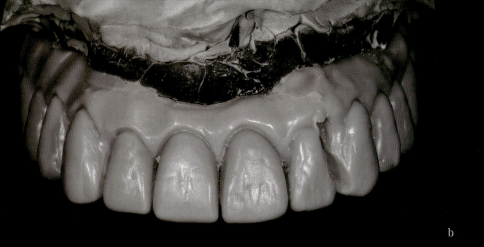

b

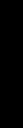

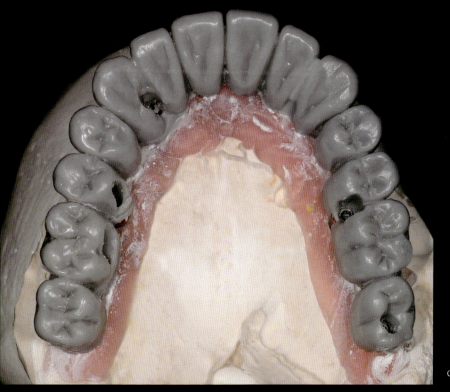

c

图 10-2-29b　上颌蜡型唇面观
图 10-2-29c　上颌蜡型𬌗面观

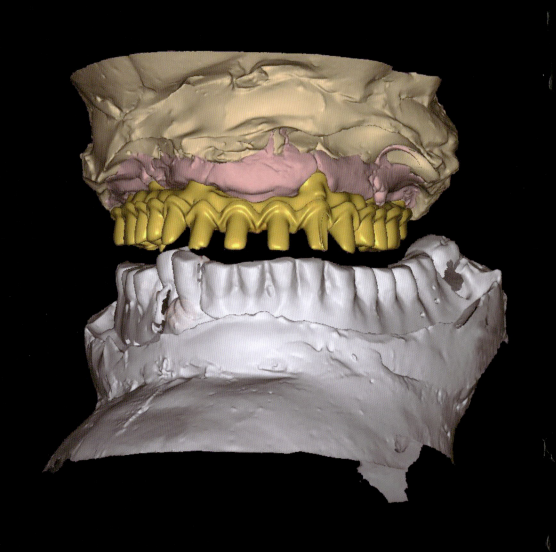

图 10-2-30　桥架设计图正面观

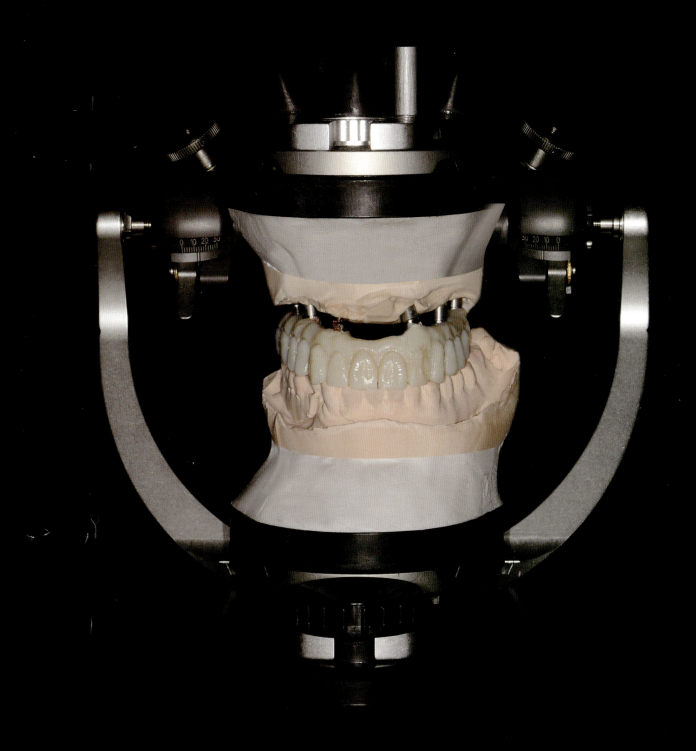

图 10-2-31a　𬌗架上临时树脂塑形

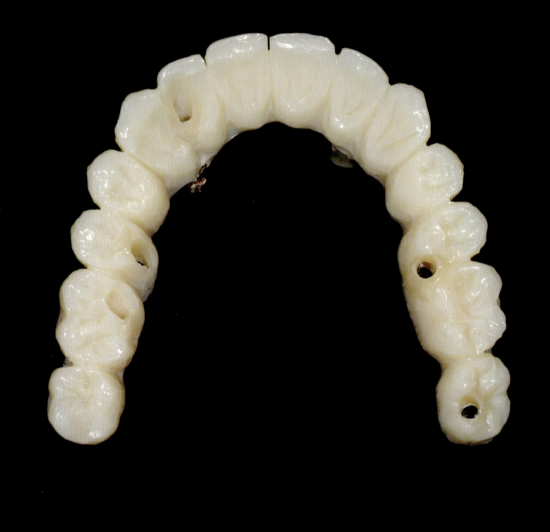

图 10-2-31b　树脂临时修复体𬌗面观

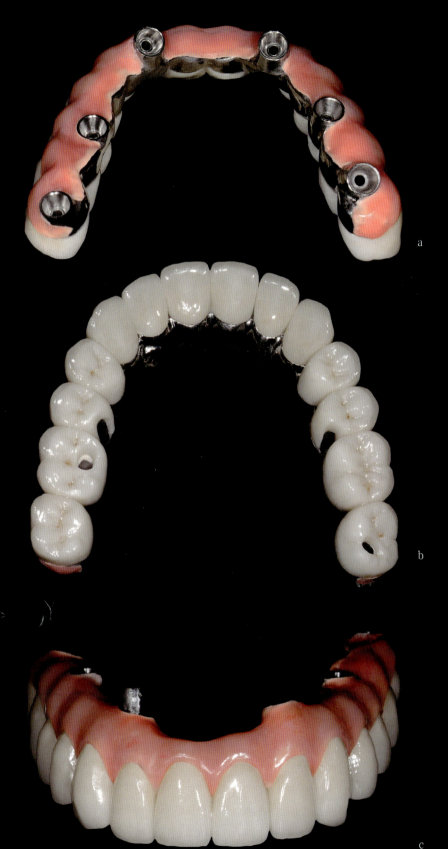

a

b

c

图 10-2-32a　最终修复体龈面观
图 10-2-32b　最终修复体 面观
图 10-2-32c　最终修复体唇面观

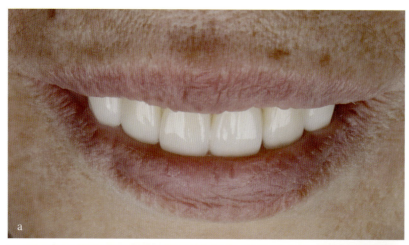

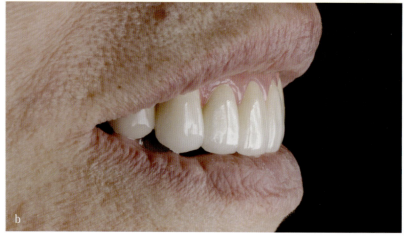

图 10-2-33a　正面微笑观
图 10-2-33b　侧面微笑观

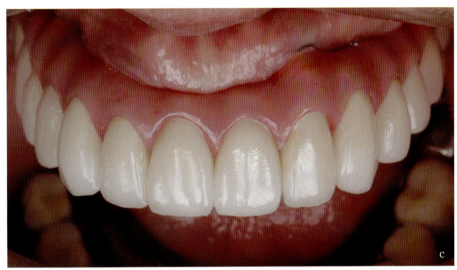

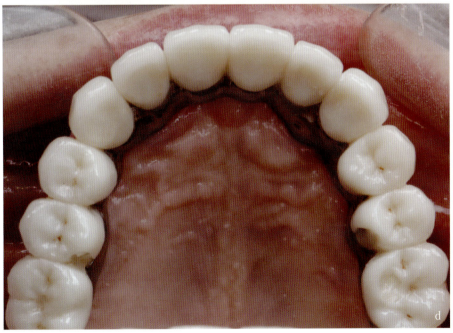

图 10-2-33c　口内最终修复体正面观
图 10-2-33d　口内最终修复体殆面观

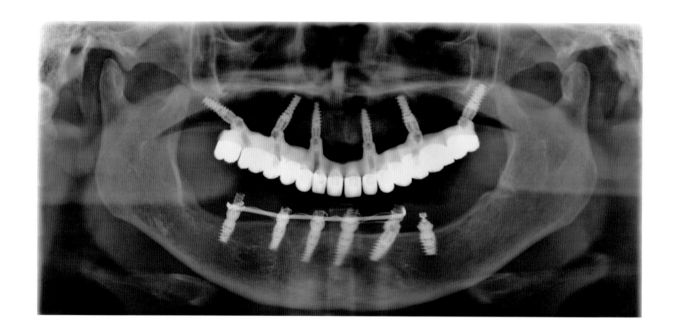

图 10-2-34　全景片确认最终修复体精确就位

## （三）治疗心得

### 1. 截骨方案选择

在本病例中患者由于上前牙区仍然有 3 颗切牙留存，一定程度上维持了垂直向骨量，这也带来了完成永久修复后大笑时可能会暴露转换区而带来一定的美学问题。部分学者认为这种情况下有必要进行截骨以隐藏修复体转换区，在本病例中术者遵循患者希望接受更微创治疗的意愿放弃截骨，而是选择在拔牙位点进行不翻瓣的位点保存（图 10-2-22）。在之前的病例中已经强调了修复体龈面形态的重要性，而截骨后平整的牙槽骨面毫无疑问会有利于修复体龈面的设计，因此在选择不进行截骨时应当确保该区域有足够的骨宽度，于是本病例中术者选择使用位点保存术避免前牙区牙槽嵴发生进展性吸收而影响最终修复体的龈面设计。

### 2. 复合基台穿龈高度选择

除了修复体的龈面形态以外，复合基台的穿龈高度选择也会对修复体的可清洁性造成影响。如果选择了穿龈高度过低的复合基台，会导致基台－修复体连接边缘过深而难以清洁，尤其是在角化龈宽度不足的位点（图 10-2-24）。本病例中 12 位点复合基台的穿龈高度过低，导致愈合期该位点无法很好地进行菌斑控制，在拆除临时修复体后可见局部黏膜红肿，需更换更高穿龈的复合基台再进行永久修复。通常前牙区的复合基台边缘应当略低于或平齐牙龈边缘，若患者的美观要求不高或者后牙位点，可以选择略高于牙龈边缘的复合基台以利于菌斑控制。

（病例提供：史俊宇博士，上海交通大学医学院附属第九人民医院）

# 三、病例5：上半口先锋钻导板种植病例

## （一）概述

患者，女，71岁，多年前上颌多牙缺失，现要求上颌固定修复。患者无系统病史，无过敏史。口内检查发现13残根，23无松动，颈部楔状缺损，余牙缺失，下颌活动修复（图10-2-35）。缺牙区牙槽骨水平向吸收，后牙区垂直向吸收，上唇轻微塌陷。充分沟通后，患者要求尽可能减少手术创伤，拒绝一期植骨的分阶段治疗方案，患者充分理解自身牙槽骨骨量较差，希望一次手术植入较多种植体以避免失败再植，并希望术后即刻恢复咀嚼功能。

## （二）治疗过程

首先为患者制作放射导板（图10-2-36），并拍摄CBCT，进行双重扫描后导入Nobel Clinician中进行治疗设计。首先，在横截面调整全景曲线以更好地暴露腭降动脉位置，使用标记下颌神经管功能对腭降动脉走行进行精准标记，并设计6颗种植体的三维位置

（图10-2-37）。由于患者牙槽骨骨量较为极限，结合患者自身意愿，考虑双侧翼上颌种植体设计。由于后牙区上颌窦气化范围较大，仅能在腭侧尖牙区设置两颗固位钉，这可能导致上颌结节处黏膜对数字化导板有轻微抬升，因此术者决定设计先锋钻导板以避免导板误差引起手术失败（图10-2-38）。27位点设计的翼突种植体有接近一半的长度进入到上颌窦中并最终固定于蝶骨翼突，术前判断该位点失败风险大，可术中视情况考虑放弃该位点（图10-2-39）。12位点腭侧骨缺损明显，其余位点设计见图10-2-40～图10-2-43。值得一提的是，在17位点第一次设计时，系统提示种植体距离右侧腭降动脉过近（橙色提示），在调整种植体位置后可以看到该预警消除，因此在数字化软件中标记腭降动脉是一个非常有效地降低术中血管损伤的方法（图10-2-44）。按设计好的种植体三维位置3D打印生成外科导板，并制作个性化托盘以进行即刻负载（图10-2-45和图10-2-46）。

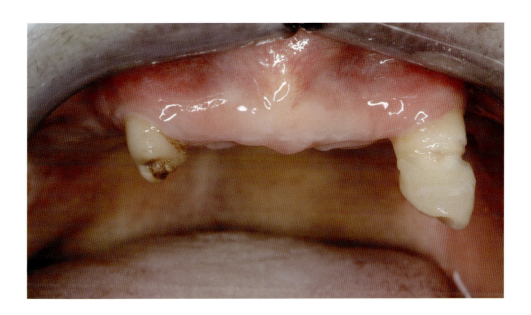

图 10-2-35a　术前口内正面观

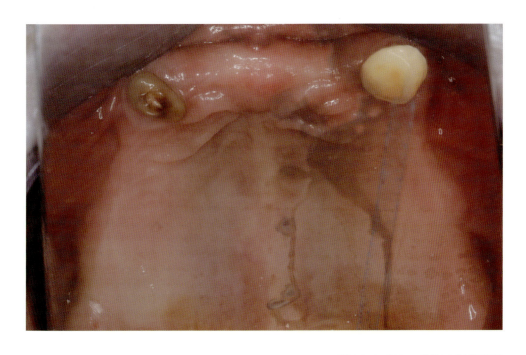

图 10-2-35b　术前口内殆面观

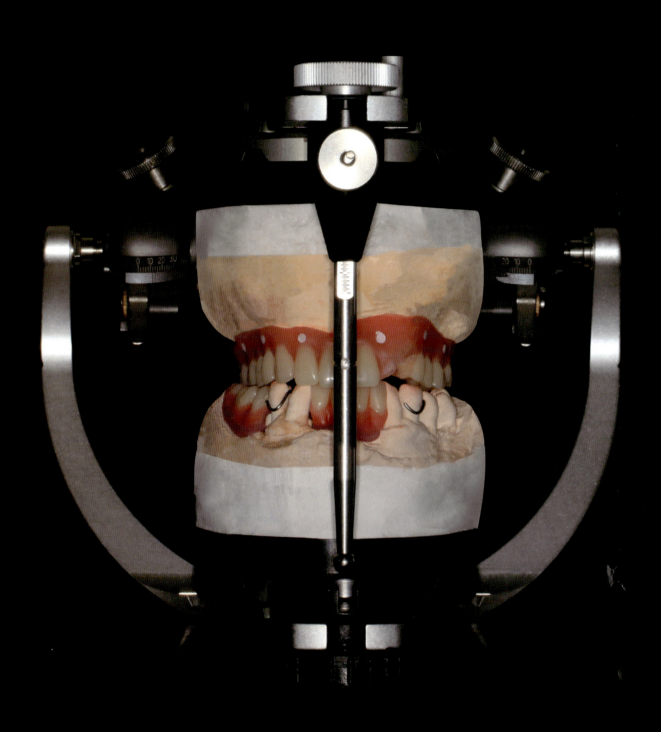

图 10-2-36　上𬌗架，放射导板正面观

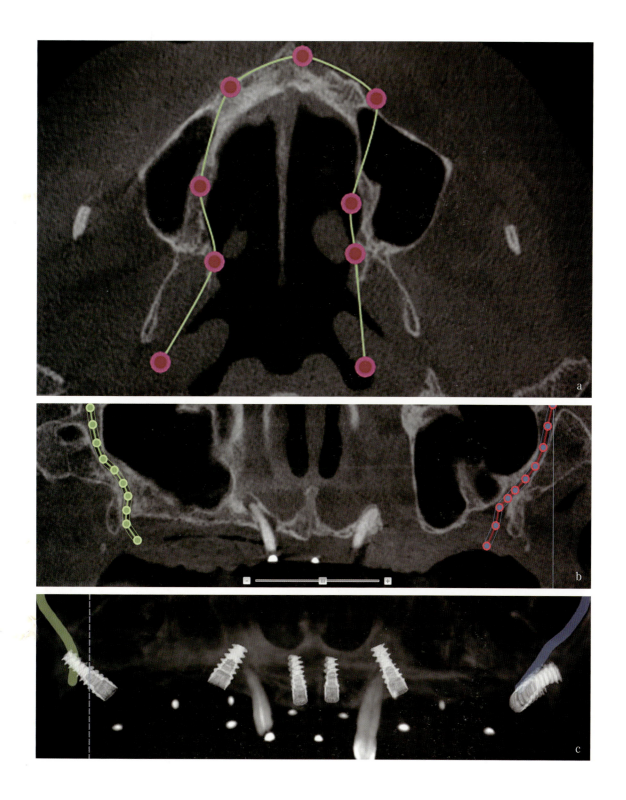

图 10-2-37a　全景曲线调整
图 10-2-37b　腭降动脉标记
图 10-2-37c　设计 6 颗种植体的三维位置

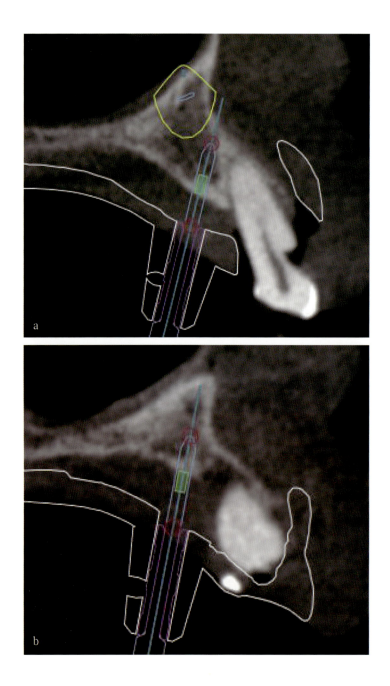

图 10-2-38a　左侧固位钉 AP1

图 10-2-38b　固位钉 AP2

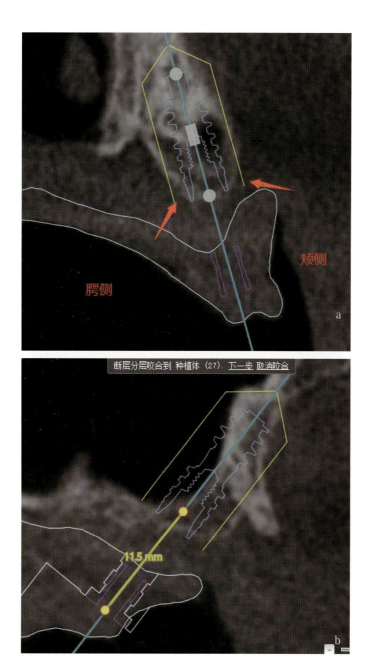

断层分层咬合到 种植体（27）. 下一步 取消咬合

腭侧　　　　　　　　颊侧

11.5 mm

图 10-2-39a　27 位点设计（冠状面）
图 10-2-39b　27 位点设计（矢状面）

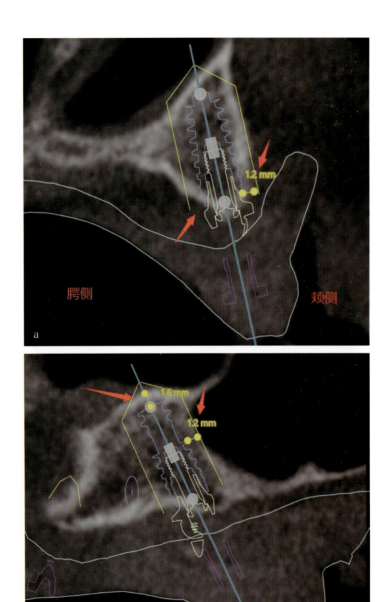

图 10-2-40a　24 位点设计（矢状面）
图 10-2-40b　24 位点设计（冠状面）

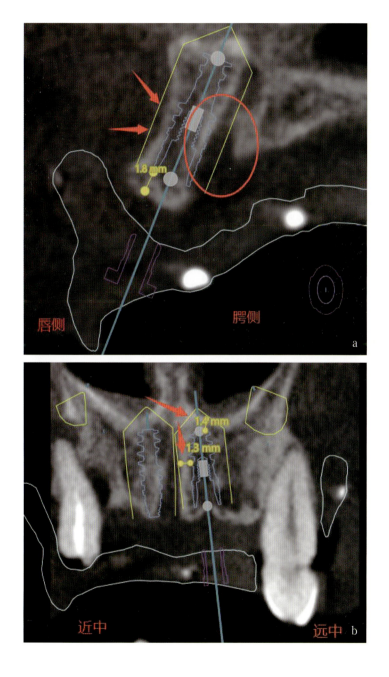

唇侧　　　腭侧　　　a

近中　　　远中　　b

图 10-2-41a　22 位点设计（矢状面）
图 10-2-41b　22 位点设计（冠状面）

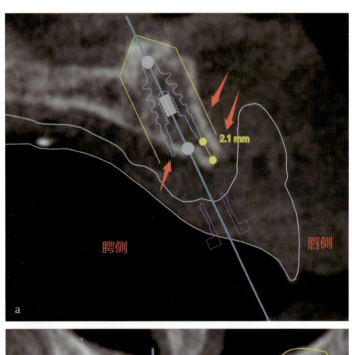

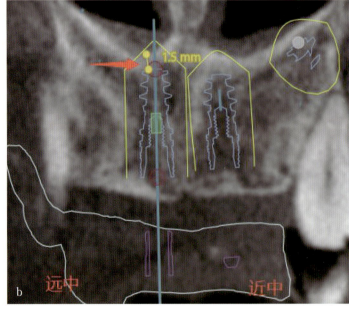

图 10-2-42a    12 位点设计（矢状面）
图 10-2-42b    12 位点设计（冠状面）

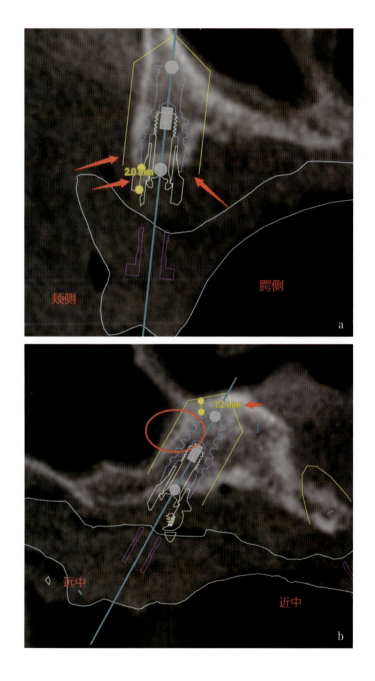

图 10-2-43a　14 位点设计（矢状面）

图 10-2-43b　14 位点设计（冠状面）

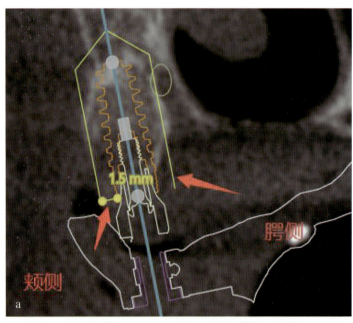

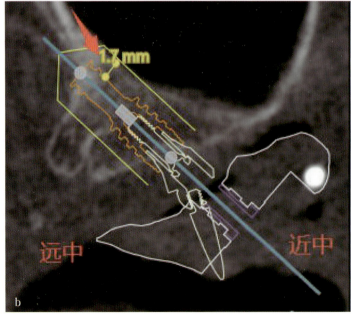

图 10-2-44a  17 位点设计（冠状面），距离腭降动脉距离不足 1.5mm，系统橙色提示

图 10-2-44b  17 位点设计（矢状面）

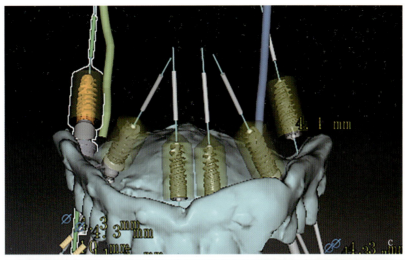

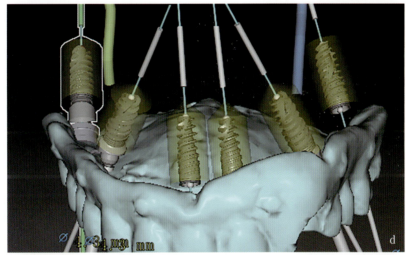

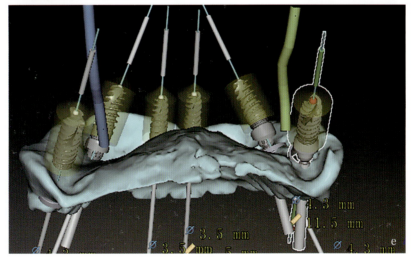

图 10-2-44c　标记腭降动脉走行后观察 17 位点种植体距离右侧腭降动脉距离
图 10-2-44d　调整种植体位置后可见种植体颜色恢复正常（正面观）
图 10-2-44e　调整种植体位置后可见种植体颜色恢复正常（后面观）

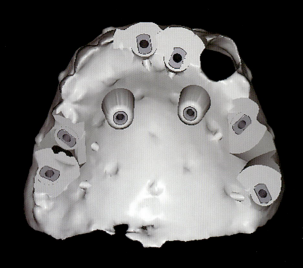

图 10-2-45a　导板数据生成

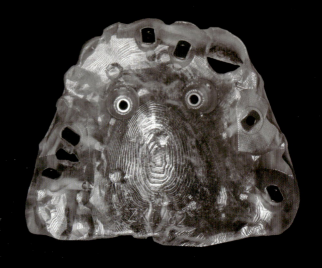

图 10-2-45b　导板打印完成

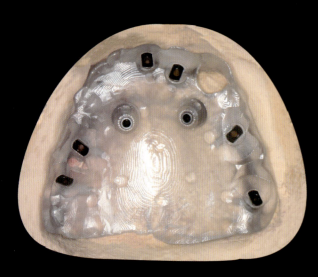

图 10-2-45c　模型上检查导板就位

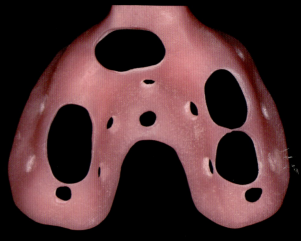

图 10-2-45d　预成个别托盘

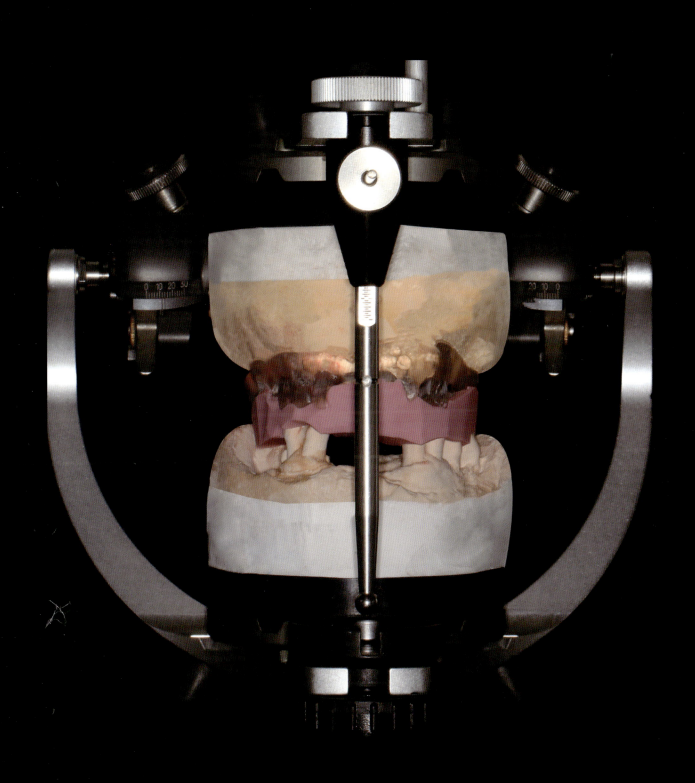

图 10-2-46　𬌗架上制作导板定位硅胶

在上半口局部麻醉后按照外科导板，完成先锋钻预备后进行切开翻瓣和定位备洞，27位点先锋钻有明显落空感，探查后发现先锋钻预备角度过低，伤及翼突窝中肌肉，这可能是由于上颌结节处黏膜推动导致导板未精确就位造成的，决定放弃该位点种植体植入，进行填塞止血后缝合。12位点植入稳定性约15Ncm，决定不参与即刻负载，其余位点种植体植入稳定性>35Ncm（图10-2-47）。术后椅旁即刻制作临时修复体，进行即刻负载（图10-2-48），拍摄全景片确认被动就位（图10-2-49）。术后3个月发现12位点种植体骨结合失败，局部麻醉下拔除该种植体，2周后拍全景片复查（图10-2-50）。使用PIC系统的摄影测量技术进行数字化印模（图10-2-51），使用KaVo电子面弓记录患者咬合和颞下颌关节相关数据（图10-2-52）。在CAD软件中设计钛支架形态，注意钛支架加强后牙区边缘嵴的设计（图10-2-53）。口内试戴钛支架并拍摄全景片确认被动就位（图10-2-54和图10-2-55）。完成钛支架+烤塑的最终修复体（图10-2-56和图10-2-57）。

## （三）治疗心得

### 1. 腭降动脉标记

正如我们在第5章中所讨论的，腭降动脉损伤是翼上颌手术必须避免的术中并发症。而借助于数字化技术，可以有效地避免该并发症的发生。可以在横截面上调整全景曲线（图10-2-37a），充分暴露腭降动脉并进行标记（图10-2-37b），这样在设计种植体三维位置时可以预留足够的安全距离（图10-2-44d），即使最终不制作数字化导板也能测量术中安全的植入角度，为自由手的操作提供参考。

### 2. 导板类型选择

本病例27位点由于先锋钻的预备偏差而决定放弃该位点的种植，27位点骨量较为极限，固位钉无法设计在磨牙位点和上颌结节处较厚的黏膜，都是导致与设计位置产生偏差的可能原因。而这些原因在许多翼上颌种植的病例中均无法避免，因此术者推荐使用先锋钻导板或者半程导板，增加术中可调整的余地，或者也可以尝试采用动态导航技术。

（病例提供：史俊宇博士，上海交通大学医学院附属第九人民医院）

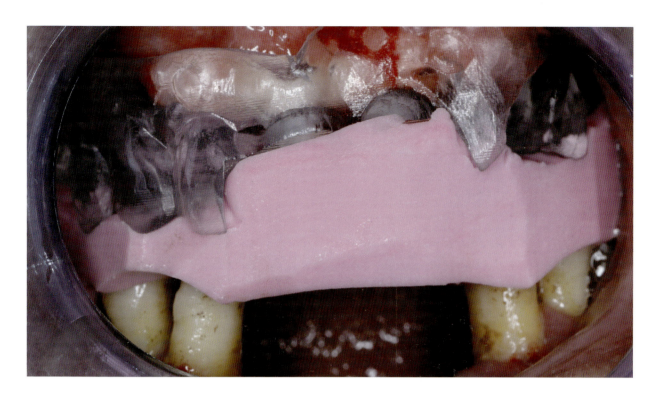

图 10-2-47a　口内导板硅胶定位照

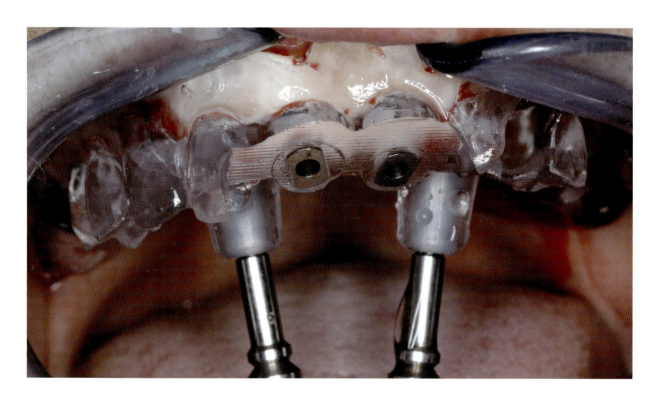

图 10-2-47b　口内导板就位照

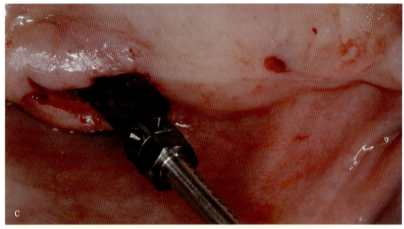

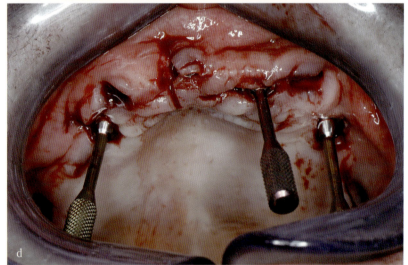

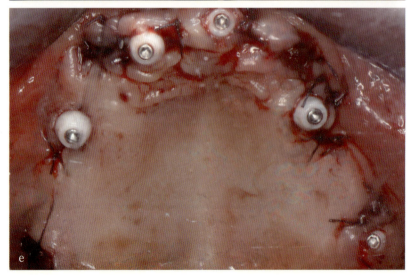

图 10-2-47c　观察翼上颌位点植入角度
图 10-2-47d　安装转移杆
图 10-2-47e　上颌外科完成

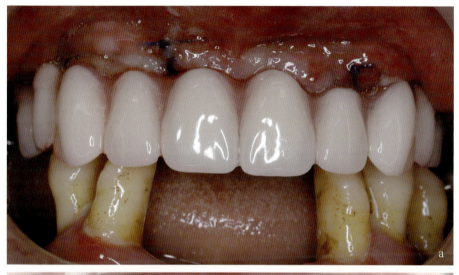

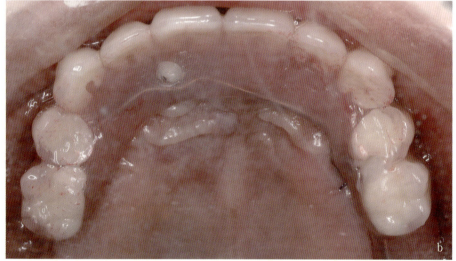

图 10-2-48a　上半口即刻负载正面观

图 10-2-48b　上半口即刻负载𬌗面观

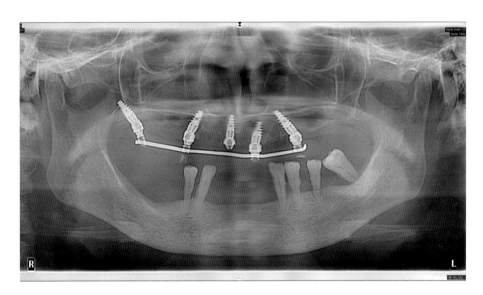

图 10-2-49　即刻修复就位全景片

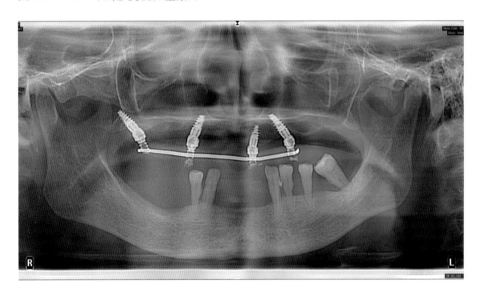

图 10-2-50　拔除 12 位点种植体 2 周后临时修复体就位全景片

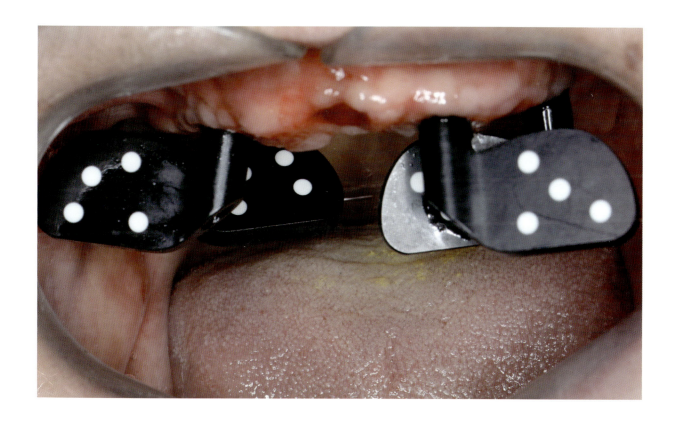

图 10-2-51　使用 PIC 系统的摄影测量技术进行数字化印模

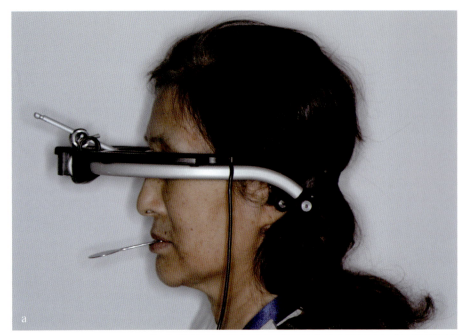

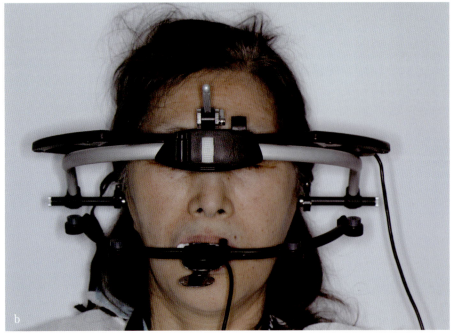

图 10-2-52a　电子面弓侧面观
图 10-2-52b　电子面弓正面观

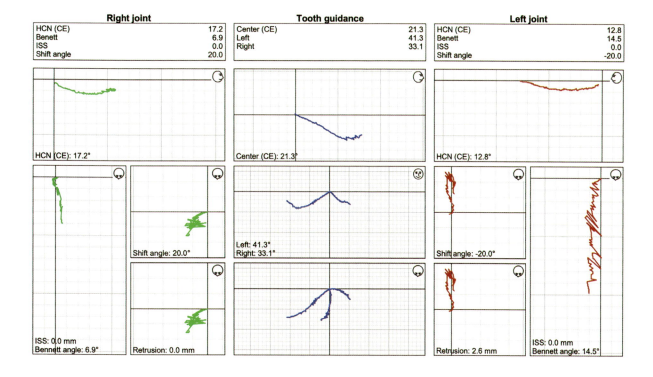

图 10-2-52c　电子面弓数据

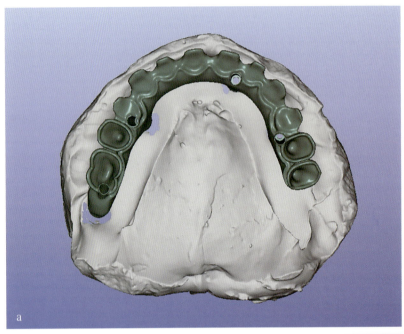

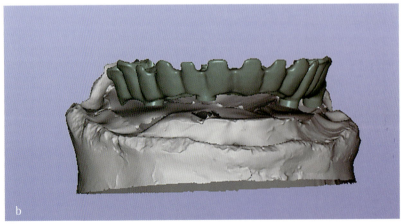

图 10-2-53a　模型上桥架设计图殆面观
图 10-2-53b　模型上桥架设计图正面观

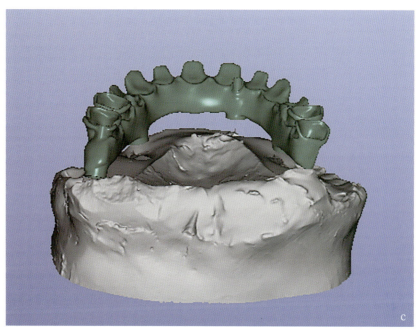

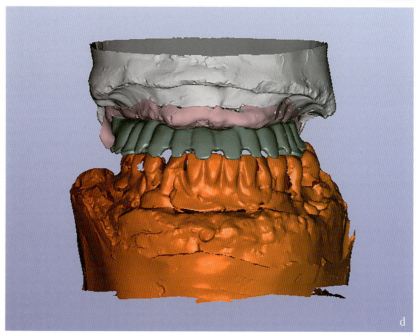

图 10-2-53c　模型上桥架设计图舌面观
图 10-2-53d　模型上桥架设计图咬合正面观

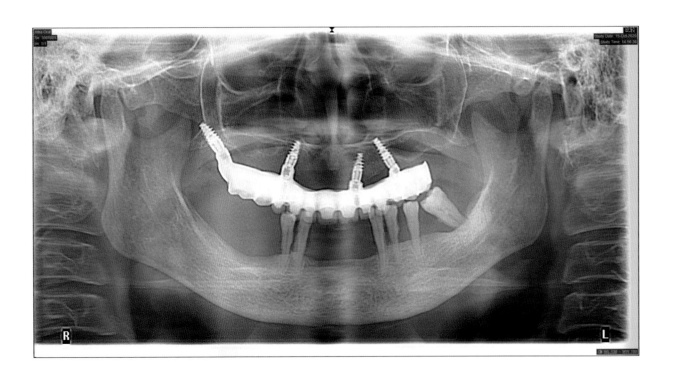

图 10-2-54　桥架试戴全景片

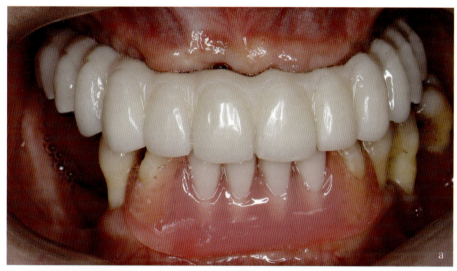

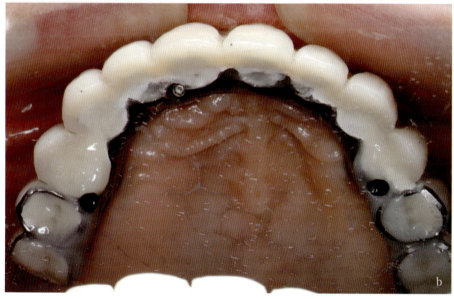

图 10-2-55a　口内树脂临时修复体正面观
图 10-2-55b　上颌树脂临时修复体殆面观

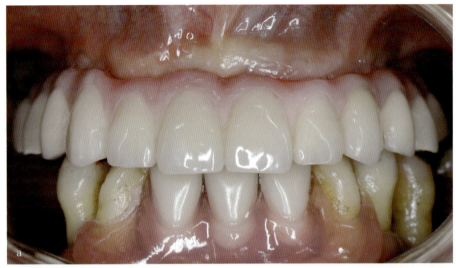

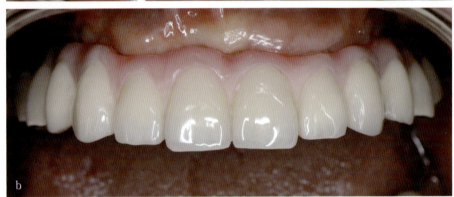

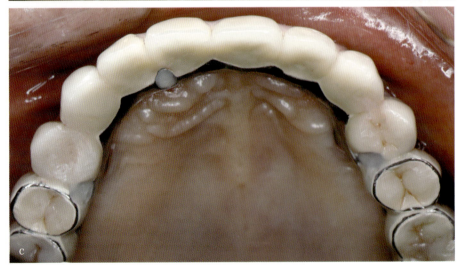

图 10-2-56a　最终修复体正面观
图 10-2-56b　最终修复体 - 钛支架烤塑修复
图 10-2-56c　最终修复体殆面观

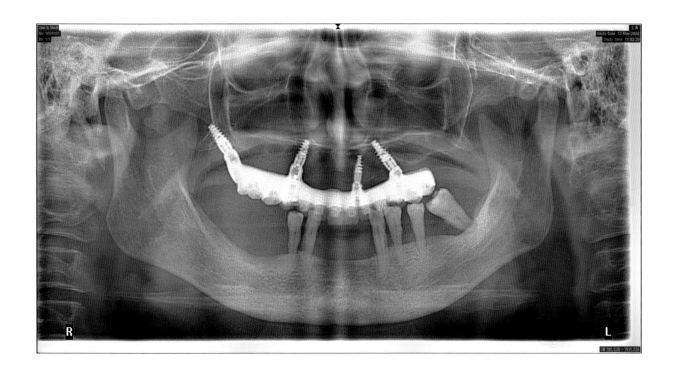

图 10-2-57　最终修复体就位口内全景片

## ▌第 3 节　总结

在本章中笔者介绍了 5 例翼上颌种植的典型病例，除了介绍了大致的病例情况和治疗过程外，还分享了一些在治疗过程中的临床感悟。临床医生需要针对不同的患者做出正确的临床决策，包括治疗方案选择、翼上颌种植类型选择、数字化方案选择、截骨方案选择、修复基台选择和修复体材料选择等。临床医生应当根据患者的个性化情况，综合最优的临床证据、患者的意愿和自身擅长的技术做出最优的临床决策。

第11章

# Summary and Prospect

总结与展望

# SUMMARY AND PROSPECT

## 第 11 章　总结与展望

在前面的章节中我们详细介绍了翼上颌种植的基本理论和基本操作要点，也结合第 10 章的病例展示分享了应用翼上颌技术进行临床治疗的心得，为希望临床开展翼上颌种植治疗的医生提供参考。当然我们也强调了临床适应证的把握和术前详尽治疗计划的制订以避免造成严重的术中、术后并发症。翼上颌种植是一项能有效解决上颌后牙区骨高度不足的临床技术，随着越来越多的临床医生掌握相关理论知识与实践技巧，翼上颌种植将逐渐被广泛应用于临床实践，而这也必将推动翼上颌种植的不断发展。

## 一、数字化助力可预期的翼上颌种植

翼上颌种植具有较高的技术敏感性，不仅要求临床医生熟悉翼上颌区的应用解剖知识，正确理解翼上颌区骨性结构（上颌结节 - 锥突 - 翼突）与知名动脉（腭降动脉）的相对空间关系，进行合理的术前设计并具有合格的外科技巧将种植体植入在设计的三维位置，而且也要求临床医生能精确地印模，合理选择上部结构的修复方式与材料并进行正确的咬合设计。

近年来，数字化技术的飞速发展很大程度上优化了口腔种植的临床治疗程序，减少了手术创伤，降低了并发症率，增加了治疗的可预期性。临床医生可以通过数字化软件对腭降动脉等解剖结构进行标记以降低术中知名动脉损伤的风险（详见第 7 章）。从外科角度看，静态导板技术和动态导航技术都可以在不同程度上帮助临床医生降低外科手术的技术敏感性。但是正如我们在第 6 章中讨论的，由于上颌窦的解剖限制和上颌结节区较厚的角化龈，静态导板技术在翼上颌种植中往往有一定的局限性。相反，动态导航技术则可以有效提高种植体植入的精确度，减少术中并发症的发生。笔者团队最新发表的系统综述和Meta分析显示，虽然具有较长的学习曲线，动态导航技术辅助下常规种植体植入术的精度较为理想：进点：1.02mm（95%CI：0.83～1.21mm），止点：1.33mm（95%CI：0.98～1.67mm），角度：3.59°（95%CI：2.09°～5.09°）。我国华西口腔医院杨醒眉教授团队的病例报告显示，当使用迪凯尔动态导航系统辅助翼上颌种植体植入时，种植体植入精度为：进点0.91mm，止点1.48mm，角度4.06°。该数据提示动态导航辅助下的翼上颌种植体精度与常规种植精度相似。

从修复角度看，数字化印模技术不仅可以获得临床可接受的印模精度，而且具有减少印模材料浪费、印模数据永久保存和改善患者治疗体验的优点。笔者团队的最新研究显示，数字化口内扫描技术能在 2～3 颗种植体支持的四单位固定桥情况下获得临床可接受的扫描精度。更重要的是，我们的研究发现与传统印模技术不同，倾斜植入的种植体不仅不会降低数字化印模的扫描精度，反而可能由于识别点增加的原因可以获得更高的精度。因此，数字化口内扫描可以在局部牙列缺损的翼上颌种植病例中获得良好的临床效果。对于上半口牙列缺

失的患者，口外摄影测量技术可能是一种可行的数字化扫描方案（详见第 8 章），仍然需要更多的临床证据来验证该项技术的可靠性。

为患者提供创伤更小、疗程更短和治疗体验更好的治疗选项是临床医生不变的追求，而熟练掌握不断发展的数字化技术以提供可预期的翼上颌种植治疗选项将是未来种植专科医生的必修课之一。

## 二、穿上颌窦的翼上颌种植

在本书之前的章节中，我们主要探讨了避开上颌窦进行翼上颌种植体植入的治疗方式。然而，当上颌后牙区严重萎缩时，上颌结节也可能存在骨量不足的情况，这时候翼上颌种植体可能需要进入上颌窦并最终固定于蝶骨翼突（见第 10 章病例 5）。根据三维影像学显示的翼上颌区剩余骨量和种植体是否需要进入上颌窦，Luis 等提议将手术分为 4 类，即 PARP（pterygoid anatomic radiographic prediction）分类（表 11-1）。

（1）PARP 1 类：当上颌结节至蝶骨翼突的剩余骨量 >13mm 时，直接将种植体从上颌后牙区植入翼突，该方法不侵入上颌窦，种植体全部都在骨内，是植入难度最低的方法。

（2）PARP 2 类：当上颌结节至蝶骨翼突

的剩余骨量为 10 ~ 13mm 时，植入过程中有一定概率侵入上颌窦。

（3）PARP 3 类：当上颌结节至蝶骨翼突的剩余骨量为 5 ~ 9.99mm 时，需要结合上颌窦开窗，采用骨－空气－骨锚定侵入上颌窦的方式植入种植体，是中高难度的植入方法，技术敏感性高。

（4）PARP 4 类：当上颌结节至蝶骨翼突的剩余骨量 <5mm 时，是继续采用翼突种植还是选择其他植入方式值得进一步评估。

必须指出的是，现阶段仍然缺乏足够的临床证据显示穿上颌窦的翼上颌种植具有长期稳定的临床疗效。此外，如何处理上颌窦黏膜、是否需要进行植骨和该治疗的风险收益比等都有待于未来进行进一步的临床研究。但是，如果未来有足够的临床证据显示穿上颌窦的翼上颌种植治疗具有长期可预期性，那么这将极大地拓展翼上颌种植治疗的适应证，使得其可以解决大部分上颌后牙区骨量不足的临床难题。

## 三、翼上颌种植中的"道"与"术"

由于本书的目的是为广大临床医生开展翼上颌种植提供参考，因此我们在之前花费了较多的篇幅介绍翼上颌种植的"术"，即手术技巧和修复要点。然而需要指出的是，作为临床医生我们不应只满足于临床技术本身的掌握，而是需要在临床实践中不断总结经验，反思教训，最终达到"技近乎道"的境界。庄子曾说：以道

表 11-1　PARP 分类

|  | PARP 1 类 | PARP 2 类 | PARP 3 类 | PARP 4 类 |
|---|---|---|---|---|
| 剩余骨量 | >13mm | 10 ~ 13mm | 5 ~ 9.99mm | <5mm |
| 侵入上颌窦 | 不侵入 | 有一定概率小范围侵入 | 较大可能侵入 | 侵入 |
| 手术方式 | 翼突种植 | 翼突种植 | 上颌窦开窗 + 翼突种植 | 待评估 |

驭术，术必成；离道之术，术必衰。我们应当努力掌握翼上颌种植治疗之"道"，这样才能做出正确的临床决策，临床医生不仅要明了如何进行翼上颌种植的技术，而且不能忘了为什么要选择翼上颌种植的治疗方案，什么时候不应提供翼上颌种植的临床建议。

　　正如在第 1 章中我们讨论过的，翼上颌种植只是解决上颌后牙区骨量不足的治疗方法之一，而不是唯一的选择，更不是临床医生"炫技"的手段。我们需要综合考虑患者的局部解剖条件（如上颌窦气化范围、上颌结节骨量、牙弓形态和对颌牙情况等）、全身系统情况（如能否耐受植骨手术）和患者的经济情况来决定最佳的治疗选项。我们在第 5 章中分析了一些翼上颌种植术中发生的并发症，如种植体掉入翼突窝和咽旁间隙等，这通常是由于临床医生过分追求种植体根尖固定于翼突的密质骨所造成的。现有的临床证据显示，单纯的上颌结节种植体也能获得极高的种植体留存率，因此应当根据患者实际情况选择合适的翼上颌种植体类型。正所谓：道为体，术为用，有道者术能长久，无道者术必落空。愿我们能在临床实践过程中逐渐明道而重术，谨在本书的最后与诸位读者共勉！

## 参考文献

[1] Luis S, Barutell C, Elena T. PARP: Diagnostic Prediction for the Choice of Clinical Strategies in the Pterygomaxillary Region[J]. 2016: 2-11.

[2] Wei SM, Zhu Y, Wei JX, et al. Accuracy of dynamic navigation in implant surgery: A systematic review and meta-analysis[J]. Clin Oral Implants Res, 2021.

[3] Zhang YJ, Qiao SC, Qian SJ, et al. Influence of different factors on the accuracy of digital impressions of multiple implants: An in vitro study[J]. Int J Oral Maxillofac Implants 2021. Accepted.

[4] Yao Y, Lin Z, Yang X. Implant placement in the pterygoid region with dynamically navigated surgery: A clinical report [J]. J Prosthet Dent, 2021.